Über den Autor

Markus Hengstschläger, geboren 1968, studierte Medizin und promovierte bereits mit 24 Jahren zum Fachhumangenetiker. Er leitet seit 2005 die Abteilung für Medizinische Genetik an der Medizinischen Universität Wien, sowie die genetische Abteilung des Instituts für Kinderwunsch. Seine Forschungen an der Erbkrankheit Tuberöse Sklerose, die Entdeckung von Stammzellen in humanem Fruchtwasser sowie die Arbeiten seiner Forschergruppe in der pränatalen und postnatalen genetischen Diagnostik verschafften dem Wissenschaftler weltweite Beachtung. Als Autor diverser Publikationen erhielt er zahlreiche wissenschaftliche Auszeichnungen, unter anderem den Förderungspreis des Fonds der Stadt Wien für innovative Krebsforschung. Sein Bestseller *Die Macht der Gene* wurde mit einem Goldenen Buch ausgezeichnet und 2007 in Österreich zum beliebtesten Buch aus dem Bereich Wissen gewählt.

Markus Hengstschläger

ENDLICH
UNENDLICH

Ist ewiges Leben
medizinisch machbar?

WILHELM HEYNE VERLAG
MÜNCHEN

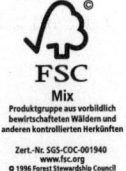

FSC
Mix
Produktgruppe aus vorbildlich
bewirtschafteten Wäldern und
anderen kontrollierten Herkünften
Zert.-Nr. SGS-COC-001940
www.fsc.org
© 1996 Forest Stewardship Council

Verlagsgruppe Random House FSC-DEU-0100
Das für dieses Buch verwendete
FSC-zertifizierte Papier *Holmen Book Cream*
liefert Holmen Paper, Hallstavik, Schweden.

Taschenbuchausgabe 12/2010

Printed in Germany 2010
Umschlaggestaltung: Hauptmann & Kompanie Werbeagentur AG, Zürich
Umschlagfoto: ©morxgrafik/voller-ernst
Satz: Leingärtner, Nabburg
Druck und Bindung: GGP Media GmbH, Pößneck

ISBN: 978-3-453-60142-0

Wussten Sie, dass ...

... Rock 'n' Roll doch nicht jung hält?

... eine Theorie besagt, dass unsere Körperzellen eine genetische innere Uhr haben, die ihre maximale Zellteilungsrate und damit Lebensspanne bestimmt, die vielleicht nicht überschritten werden kann?

... etwa 40 Teilungen ausreichen würden, bis aus einer befruchteten Eizelle ein ganzer Mensch geworden ist, und für einen Menschen 50 Teilungen gut ausreichen würden, um 100 Jahre alt zu werden?

... viele Zellen Ihres Körper bei Weitem nicht so alt sind wie Sie?

... bestimmte Zellen ständig in unserem Körper sterben müssen, damit wir überleben können?

... eine menschliche Magenzelle nur zwei Tage alt wird, Hautzellen zwei bis vier Wochen leben, eine Lungenzelle nach 80 Tagen stirbt und rote Blutkörperchen nach 120 Tagen das Zeitliche segnen?

... die endgültige Anzahl Ihrer Fettzellen bereits in Ihrer Kindheit angelegt wurde und ein Leben lang gleich bleiben wird und dies auch erklärt, warum es so schwierig für Übergewichtige ist, nach einer Diät das Gewicht zu halten?

... in unserem Körper täglich Tausende von Mutationen auftreten?

… eine Diskussion darüber geführt wird, ob es zumindest theoretisch überhaupt eine Höchstspanne der menschlichen Lebenserwartung gibt?

… es Tiere gibt, die irgendwie unendlich leben?

… es eine asexuelle und eine sexuelle Fortpflanzung gibt?

… es Tiere gibt, die sich fortpflanzen, indem sie einfach einen Teil ihrer selbst »ausstülpen«?

… es bereits gelungen ist, Tieren »beizubringen«, doppelt so alt zu werden wie normalerweise?

… es (wenige) Menschen gibt, die glauben, dass der Mensch bald unendlich wird leben können?

… es (mehr) Menschen gibt, die glauben, dass der Mensch nicht unendlich wird leben können, aber er seinen Alterungsprozess um einige Jahre verlangsamen kann? Und das gilt schon für die Menschen, die jetzt leben.

… Stammzellen in unserem Körper auf unseren Körper aufpassen?

… Stammzellen schon heute und in Zukunft noch viel mehr in der Therapie eingesetzt werden?

… Stammzellen in Milchzähnen gefunden wurden?

… Stammzellen in bei Schönheitsoperationen abgesaugtem Fett gefunden wurden?

… Stammzellen im Gehirn gefunden wurden?

... schon sehr viele Tiere geklont wurden?

... eines Tages ganze Teile von Organen im Labor hergestellt werden?

... es bei Tieren lebensverlängernd wirkt, wenn sie weniger fressen?

... die richtige Ernährung einige Jahre an Lebenserwartung bringt?

... viele Menschen eigentlich ungesund schlafen?

... es zu überlegen gilt, ob in Zukunft ein längeres Leben 1.) längere Jugend bedeutet (länger jung), oder 2.) genauso schnelles Altern und ein längeres Leben im hohen Alter bedeutet (länger alt), oder 3.) eine Kombination aus beidem wäre?

... ich jedem auf die Frage: »Wann wird der Mensch endlich unendlich?« antworte: »Hoffentlich nie!«

Leserhinweis

Um die Lesbarkeit des Buches zu verbessern, wurde darauf verzichtet, neben der männlichen auch die weibliche Form anzuführen, die gedanklich selbstverständlich immer mit einzubeziehen ist.

Inhaltsverzeichnis

Vorwort des Nobelpreisträgers Sir Tim Hunt

Angelegenheiten auf Leben und Tod

Das Leben ist ziemlich geheimnisvoll, aber immerhin schon wesentlich weniger als es einmal war. Seit meiner Geburt vollzog sich eine Revolution, die in einem unglaublich detaillierten Verständnis der Chemie unserer Zellen mündete. Natürlich ist noch nicht alles klar, aber immerhin schon sehr viel. Ich war gerade einmal 10 Jahre alt, als Watson und Crick im Jahr 1953 die Struktur der DNA aufklärten, und ich kann mich nicht mehr daran erinnern, wann mir die eigentliche Bedeutung der so inhaltskräftigen und doch simplen Schönheit der DNA bewusst wurde. »DNA macht RNA macht Protein«, lautet das zentrale Dogma der Molekularbiologie, das aber, um die Beschaffenheit des Menschen oder etwa die Musik von Mozart zu erfassen, kaum ausreicht. Und doch, wir und alles was wir als Leben kennen, basieren auf der Chemie des Kohlenstoffes, mit ihren scheinbar grenzenlosen Möglichkeiten. In der Tat war es erst das Verständnis der DNA, das uns offenbarte, dass alles Leben auf der Erde einen gemeinsamen Ursprung hat und dass wir Menschen nicht nur mit unseren Cousins und Cousinen, unseren Tanten und Onkeln verwandt sind, sondern auch viel näher, als wir bisher annahmen, mit Affen, Katzen, Vögeln, Seeigeln, Quallen und sogar mit Bäumen.

Nicht nur die dem Leben zugrunde liegende Chemie ist jetzt bereits ein offenes Buch, sondern auch wie chemische Moleküle interagieren, um die Basis für die lebenden Einheiten unseres Körpers, die Zellen zu bilden. Es ist heute bereits Allgemeinwissen, dass alle Lebewesen dieser Erde aus Eizellen und Samenzellen oder

Sporen und Samen, die oft einzelne Zellen sind, entstehen. Befruchtete Eizellen werden zu Menschen. Durch Zellteilung und Zelldifferenzierung entsteht über die Kindheit und die Jugendjahre ein menschlicher Körper mit etwa 10 bis 100 Trillionen Zellen. Alle diese Zellen (nun, zumindest fast alle) beinhalten exakt die gleiche DNA, exakt die gleichen Anleitungen, aber jede Zelle macht verschieden Gebrauch davon. Abgesehen von ihrer DNA, sind Haarzellen eben nicht das Gleiche wie Blutzellen. Nur geringe Unterschiede auf der Ebene der DNA sind ausschlaggebend für die Unterschiede unserer individuellen Erscheinung und Persönlichkeit. Ja sogar Schimpansen unterscheiden sich von uns, was die DNA betrifft, nur um 1 Prozent. Und auch die DNA kann, wie eine Sprache, ihren Ursprung zurückverfolgen bis zum Beginn der Zeit. Aber Sprachen entwickeln sich und weichen von ihrem Ursprung ab, sodass es mittlerweile selbst mit englischer Muttersprache schwierig geworden ist, etwa Chaucer oder altnordische mittelalterliche Literatur (Norse Sagas) zu verstehen und es eigentlich unmöglich geworden ist, Chinesisch zu begreifen ohne jahrelangem intensivem Studium. Dies gilt auch für Pflanzen und Tiere, deren Nachkommen sich im Laufe der Generationen, wenn Jahre zu Jahrhunderten und Jahrhunderte zu Jahrtausenden werden, graduell verändern. Es ist einige Millionen Jahre her, dass wir Menschen uns von unseren Cousins, den Menschenaffen in der Evolution getrennt haben. Das sind etwa 40 000 Generationen.

Einem analogen Weg folgend entstehen Erwachsene aus Eizellen. Aus einer Zelle entstehen Trillionen von Nachkommen und während dieses Prozesses der Vervielfältigung passieren Fehler und die Dinge können sich ändern. Darauf basiert der Prozess des Alterns. Und das ist wahrscheinlich auch einer der Gründe, warum sich mehrzellige Organismen sexuell fortpflanzen und nicht asexuell, wie etwa Blattläuse. Im Prinzip ist es möglich, allerdings mit ziemlich niedriger Effizienz, ein komplettes neues Tier aus einer einzelnen Zelle eines bereits ausdifferenzierten Körpers zu entwickeln. Es handelt sich hierbei um den Prozess des reproduktiven Klonens, der wiederum verknüpft ist mit der Thematik von Stammzellen. Diese Technologie steckt noch in ihren Kinderschuhen, und meiner Meinung nach ist es noch ein langer Weg, bis man in der Lage sein wird, zum Beispiel eine Bauchspeicheldrüse im Labor herzustellen, um damit ein nicht mehr vollständig funktionstüchtiges oder krankes Organ zu ersetzen, ganz zu schweigen von einem kompletten neuen menschlichen Lebewesen. Wir können dem Tod, der eine chemische Gewissheit ist, kein Schnippchen schlagen. Aber, und es ist ein großes aber, der Prozess der sexuellen Reproduktion hält eine Selektion unserer DNA aufrecht, die von Generation zu Generation weitergeht. Ich stelle mir die Menschen gerne als Pilze mit gigantischem Fruchtkörper vor. Man kann die Pilze essen, aber sie werden immer wieder kommen. Menschen mögen sich durch ihre eigene Dummheit selbst ausrotten, aber das Leben, in welcher Form auch immer, wird bestehen bleiben, solange die Sonne am Himmel steht.

Das sind einige der wichtigen Aspekte, die mein Freund Markus Hengstschläger in diesem Buch diskutiert. Lesen Sie weiter, und Sie werden sich gut unterhalten und dazulernen.

Tim Hunt   August 2008

*

Der britische Biochemiker Sir Richard Timothy (Tim) Hunt hat gemeinsam mit Paul Nurse und Leland Hartwell die molekularen Mechanismen aufgeklärt, die in einer Zelle ablaufen, wenn sie sich teilt (Zellzyklus). Ihre Arbeiten bilden den Grundstein für ein detaillierteres Verständnis etwa der Krebsentstehung, der Zelldifferenzierung von Stammzellen oder der Zellalterung. Das Verständnis vieler Aspekte, die im vorliegenden Buch erläutert und diskutiert werden, basiert auf den Arbeiten dieser Wissenschaftler. Im Jahr 2001 erhielten die Professoren Hunt, Nurse und Hartwell den Nobelpreis für Physiologie oder Medizin. Tim Hunt ist Mitglied der Royal Society und wurde im Jahr 2006 zum Ritter geschlagen.

Ein Überblick

Die Lebenserwartung des Menschen ist bis heute enorm angestiegen. Zur Zeit des römischen Imperiums lag die durchschnittliche Lebenserwartung bei 22 Jahren, im Mittelalter ungefähr bei 33 Jahren, um 1900 etwa bei 49 Jahren und heute schon bei vielleicht zirka 80 Jahren. Zurückzuführen ist dieser Trend wohl auf die bessere Nahrungsmittelversorgung, die höhere Trinkwasserqualität, das Einführen gewisser Hygienestandards und später etwa auch auf die Entdeckung und Einführung von Antibiotika oder Impfungen. Ob dieser Anstieg noch weitergeht beziehungsweise auf welchem Niveau er sich einpendeln wird, wird man erst in Zukunft beantworten können. Aktuell, so sehen es die Experten, ist ein Stopp rechnerisch noch nicht abzusehen.

Obwohl jeder Einzelne von uns vielleicht nicht explizit darüber nachdenkt, obwohl es uns in unserem Alltag schon gar nicht mehr auffällt, waren es aber auch die jüngsten Entwicklungen in der Humanmedizin, die unser Denken über das Altern und das Sterben grundlegend verändert haben. Vieles von dem, was dank der modernen Medizin heute nicht viel mehr ist als ein vorübergehender Zustand von Unannehmlichkeiten und Alltagsunterbrechungen, hätte vor noch nicht allzu langer Zeit unseren Tod bedeutet. Die Bandbreite dessen, was ich hier anspreche, reicht von Infektionskrankheiten bis zur Blinddarmentzündung.

Auf molekularer Ebene weiß man heute schon viel über den Prozess des Alterns. Freie Radikale, Anhäufung von Schäden im Erbgut, die Regulation der Länge der Telomere, Epigenetik oder der Verlust des zellulären Instandhaltungs- und Regenerationspotenzials unseres Körpers sind nur einige Schlagworte, die dieses Wissen beschreiben könnten. Die Diskussion darüber, warum wir altern und sterben, ist ebenso facettenreich wie die Frage, warum wer wie alt wird.

Altern ist unumstritten mit einer ansteigenden Wahrscheinlichkeit sowohl für das Auftreten einer Reihe typischer Krankheiten als auch für ein erhöhtes Sterberisiko verbunden. Zwischen dem 40. und dem 70. Lebensjahr dominieren Krebserkrankungen als häufigste Todesursachen, ab dem 70. Lebensjahr sind die häufigsten Todesursachen Herz-Kreislauf-Krankheiten. Alle Experten und Nichtexperten, die heute über das Altern nachdenken, meinen, dass hier noch einiges an Spielraum für »Verbesserung« vorhanden ist. Verschiedene Ansätze werden in diesem Zusammenhang vertreten. Viele gehen heute davon aus, dass rein theoretisch ein Limit der Lebensspanne des Menschen nicht existiert.

Die Forschungen auf diesem Gebiet haben bewiesen, dass durch genetische Einflussnahme genauso wie durch so manche veränderte Umweltbedingung (beispielsweise Kalorienrestriktion) die bisher angenommene maximale Lebensspanne bestimmter Versuchstiere, wie etwa des Fadenwurms, der Fliege oder sogar der Maus, erheblich verlängert (ja teilweise sogar verdoppelt) werden kann. Die Forschung beschäftigt sich auch gerade mit der Frage, ob so veränderte Lebenserwartungen mit einer Verlangsamung des Alterns einhergehen oder lediglich im höheren Alter der Tod später eintritt. Die Antwort findet sich wohl in der Mitte. Etliche ziehen aus solchen und ähnlichen Forschungsergebnissen den Schluss, wenn man alle Maßnahmen und Interventionen, die heute bereits möglich sind und vor allem die noch möglich sein werden, zusammenfasst, daraus ein Menü für die Unendlichkeit des Menschen zu kochen ist. Bilden solche Herangehensweisen sogenannter Immortalisten heute doch eine klare Minderheit, so ist die Mehrheit der Gerontologen zumindest auch der Meinung, dass das Altern in Zukunft noch um einiges zu verlangsamen sein wird.

Unabhängig davon, ob nun eine grundsätzliche Höchstspanne für das menschliche Leben existiert oder nicht, vertreten die meisten Experten heute die Ansicht, dass Unendlichkeit niemals zu erreichen sein wird, da es zu viele und zu komplexe Ereignisse sind, die das Altern und das Sterberisiko des Menschen steuern, um jemals in der Lage zu sein, sie vollkommen »auszuschalten«. Das zukünftige Ziel wird vielmehr sein, den allgemeinen Gesundheitszustand zu verbessern, zu »verjüngen«. Ein 50-Jähriger wird das Gesundheitsprofil eines 40-Jährigen und ein 70-Jähriger das eines heute 60-Jährigen haben. Dadurch wird sowohl die Rate an Krankheiten, deren Auftreten im Alter viel wahrscheinlicher ist, als auch das mit dem Altern ansteigende Sterberisiko zu senken sein, so der Ansatz.

Die Vorteile für den Einzelnen liegen genauso auf der Hand wie die Vorteile für die Gesellschaft im Gesamten (so wie im Speziellen etwa für die Gesundheitsökonomie). Es muss eigentlich logischerweise für alle zukünftigen Überlegungen und Strategien das erklärte Hauptziel sein, länger jung zu bleiben anstatt gleich schnell zu altern, aber dann schließlich erst später zu sterben, also länger alt zu sein.

Gleichgültig, ob das Ziel Unendlichkeit oder viel realistischer eine Verlangsamung des Alterns ist, die Mittel und Wege zu deren Erreichung sind ähnlich. Was schon erreicht wurde, muss erhalten werden. Verbesserte Hygienestandards, Ess- und Lebensgewohnheiten gemeinsam mit den heute bereits angewendeten Errungenschaften der modernen Medizin haben uns bis hierher gebracht. Wir werden dadurch eigentlich schon sehr alt – und das auch schon relativ gesund und vital. Aber, so die Überlegungen, es geht noch besser. Um weitere Verbesserungen zu erreichen, will man sich einer Reihe ganz neuer Ansätze in der Humanmedizin bedienen. Neue Stammzelltherapien, neueste Entwicklungen in der Transplantationsmedizin oder Gewebezucht und Organherstellung im Labor stehen genauso vor der Tür wie die neuesten Entwicklungen auf dem Gebiet der Gendiagnostik, Gentherapie, künstlicher Implantate und Transplantate oder der Nanotechnologie.

In einem sind sich aber alle Experten einig: All das wird nur dann zum gewünschten Ziel führen, wenn der Einzelne entscheidend dazu beiträgt. Nicht zu rauchen, mäßiger Alkoholkonsum, eine moderate körperliche Ertüchtigung, Gedanken zu meinem Schlaf- und Biorhythmus und die richtige Ernährung, unterstützt von dem immer größer werdenden Wissen darüber, was meinem Körper, meinen Körperzellen schadet und welche Stoffe ihnen helfen können, ist das Rezept für den individuellen Beitrag jedes Einzelnen.

Markus Hengstschläger

Perchtoldsdorf und
Weyregg am Attersee, Juli 2008

Wenn ich beginne, über das Altern nachzudenken – meine ganz persönliche Einleitung

Man nannte das »jugendbewegt«

Auf dem Cover dieses Buches können Sie einen äußerst seriösen, stets auf Etikette bedachten und praktisch ausnahmslos nach Knigge agierenden Universitätsprofessor sehen – nämlich mich. Ich hoffe, ein flüchtiger Blick auf dieses Bild allein genügt, um Ihnen klarzumachen, dass all diese Attribute von niemandem mit höherer Penibilität (sollte es dieses Wort nicht geben, so muss es an dieser Stelle zu diesem Zweck erfunden werden) und stärkerem Engagement verkörpert werden könnten als von mir. Sollten Ihnen irgendwann Gerüchte zu Ohren kommen, wonach ich nur eine einzige Krawatte besäße und das jene sei, mit der ich geheiratet habe, so sei Ihnen an dieser Stelle mit Nachdruck versichert, dass es sich bei den Proponenten solch infamer Unterstellungen nur um neidische Mitmenschen handeln kann, die wegen meines ständigen Aus-dem-Ei-gepellt-Seins ihre normale Gesichtsfarbe einfach nicht mehr zurückbekommen wollen.

Nein, es stimmt natürlich nicht, dass meine Frau (mittlerweile schon begleitet von unserer zwölfjährigen Tochter – unser Sohn interessiert sich noch nicht für Kleidung, ein Umstand, der bei einem so auf seine Kleidung bedachten Vater wohl kaum genetische Ursachen haben kann) meine Jeans und Polos für mich kauft! Nein, es stimmt natürlich nicht, dass meine Frau immer den Scherz macht, dass ihr Mann doch stets mit der aktuellen Mode geht, weil er schließlich im Frühling langärmelige gegen kurzärmelige dunkelfarbige Polo-Leiberl wechselt und im Herbst wieder auf seine langärmeligen zurückgreift! Ich kann Ihnen sogar beweisen, dass auch dieses Gerücht jeglichen Wahrheitsgehalts entbehrt. Schließlich würde meine Frau nie von »Leiberln« sprechen. Sie ist Deutsche, und in ihrer Sprache wird in diesem Zusammenhang ausschließlich von »T-Shirts« gesprochen. Darum gehen unsere Kinder auch nicht, wie ich als Oberösterreicher es gewohnt bin, »aufi«, »owi« oder »umi«, sondern ausschließlich »rauf«, »runter« und »hinüber«. Wirklich klar wurde mir dieses Problem erstmals, als meine Frau, von Freunden von uns gebeten, doch eine »Scheibtruhe« zu holen, eine halbe Stunde aus der Garage nicht zurückkam, weil sie partout keine Truhe finden konnte. Hätte man von Anfang an korrekt von einem Schubkarren gesprochen, wäre sie bestimmt sofort zurück gewesen.

Im Kontext des Themas dieses Buches würde es mich natürlich schon heute sehr interessieren, ob und in welchen Bereichen unsere Kinder mit österreichischen und deutschen Pässen im Alter einmal mehr in Richtung Österreich oder mehr in Richtung Deutschland tendieren werden. Heute ist für meinen Sohn klar, dass er beim Schifahren zu den Österreichern und beim Fußball zu den Deutschen hält. Dass das so ist, liegt eigentlich überhaupt nicht auf der Hand, führt aber dazu, dass mein Sohn nach Länderspielen Deutschland gegen Österreich meist schnippisch zu mir sagt: »Wir haben euch mal wieder geschlagen!« (Ich bin der Einzige in meiner Familie, der keinen deutschen Pass hat.)

Und nein, ich habe noch nie, wenn ich einmal eine Hose anprobiert habe, die mir passt, oder Schuhe gefunden habe, die nicht zwicken, gesagt: »Kaufen wir sie doch gleich drei Mal – von mir aus sogar in verschiedenen Farben – dunkelgrau und schwarz«, um möglichst einen zweiten Einkaufsbummel im Jahr zu vermeiden! Stil ist mein zweiter Vorname, Etikette mein Spitzname und das Protokoll mein ständiger Begleiter.

Aber ich gebe es zu, das war nicht immer so. Ich war nämlich einmal »jugendbewegt«. Dass das so hieß, haben wir zwar damals nicht gewusst. Das Wort »Jugendbewegung« verwendeten wohl auch ausnahmslos jene, die nicht Teil des Ganzen waren, und weil es sich um ihre Kinder handelte, sie aber nicht von »ausgeflippt«, »peinlich« und »erschreckend« sprechen wollten. Man hat damals die Eltern, Großeltern, ja sogar oft die Geschwister seiner Freunde deshalb nie kennengelernt, weil diese ständig die Straßenseite wechselten, wenn wir uns so jugendlich dahinbewegten. Und die Wahrscheinlichkeit, dass man zu familiären Kaffeekränzchen eingeladen wurde, strebte asymptotisch gegen null (wir wären natürlich auch nicht hingegangen).

Nun, es waren aber auch nicht alle »Jugendbewegten« gleich. Nein, es gab sogar große, nahezu unüberwindbare Klüfte und Gräben zwischen den verschiedenen »Bewegten«. »Popper« waren stets sauber gekleidet und hatten ganz unglaubliche Wellen in ihren Haaren, »Mods« waren kurz geschoren und hörten Musik mit Welt verändernden Inhalten, wie etwa »Our House« von der Band »Madness«. Beide Jugendbewegungen fuhren gerne Motorroller – Vespas –, aber eben ganz anders. Ganz-anders-Sein war ja schließlich Ziel und Inhalt aller Jugendbewegungen, was ausschließlich an der Kleinigkeit scheiterte, dass jeder »Popper« jedem »Popper« und jeder »Mod« jedem »Mod« zum Verwechseln ähnlich sah.

Das galt letztendlich auch für jene Strömung und Gruppierung, zu der ich mich damals zumindest zeitweise sehr hingezogen gefühlt habe: den Punks. Als Ausdruck ihrer sozialen Benachteiligung und Aussichtslosigkeit begannen in der Mitte der 1970er-Jahre Großstadtjugendliche in den USA und Europa (Ausgangspunkte waren New York und London) gegen das Establishment zu protestieren, indem sie vollkommen kaputte, zerrissene Kleidung trugen, die Haare aufstellten beziehungsweise zu Irokesenkämmen »umfashionierten« und möglichst viele Ohrringe (Sicherheitsnadeln als Vorläufer heutiger Piercings) trugen. Aus dem Fernsehen und aus den diversen Jugendmagazinen bestens bekannt und stets verfolgt fand diese Strömung (nicht selten bei

Kindern aus »besseren Häusern« – wahrscheinlich um dagegen zu protestieren, dass sie nach langem Suchen nichts fanden, wogegen sie protestieren konnten) auch in Linz in Oberösterreich ihre Anhänger. Und mitten unter ihnen – ich.

Wie ich damals ausgesehen habe? Aus heutiger Sicht würde ich sagen, dass ich es dem (für mich damals völlig unverständlichen und viel zu strengen) Umgang meiner Eltern mit meiner Jugendbewegung verdanke, dass bei mir einst keine bleibenden körperlichen Schäden entstanden. Auf die damals entstandenen geistigen »Schäden« bin ich heute noch stolz – einfach als Teil meiner Entwicklung. Politisch war ich ehedem überhaupt nicht interessiert – und schon gar nicht mit der Punk-Ideologie verbunden. Aber die Breite des Denkens, die sich durch das Hinterfragen verschiedenster Ideen und Ansichten entwickelt, ist es, der ich auch heute noch eine große Bedeutung hinsichtlich der Entstehung von Flexibilität und innovativen Gedanken zuschreibe.

Dass ich damals an mir körperliche Veränderungen »mit bleibendem Eindruck« vornahm, wurde von meinen Eltern kategorisch durch den Ansatz verhindert: »Es ist nichts erlaubt, was nicht wieder weggeht!« Die seinerzeit teilweise schon üblichen Tätowierungen hätten es mir ohnedies nicht angetan. Aber Piercings! In Wirklichkeit waren es Ohrringe oder besser gesagt Sicherheitsnadeln, die durch die Ohren gestochen wurden, die eines der Identifikationsmerkmale von Punks waren. Aber weil dadurch Löcher in meinen Ohren entstanden wären, die heute bei unseren präpubertierenden Kindern viele für meine elterliche Autorität (die ohnedies offensichtlich nur ich in der Lage bin, zu entdecken – unsere Kinder glauben nicht so wirklich daran) nicht zuträgliche Fragen auslösen würden, haben die Großeltern meiner Kinder damals ein Machtwort gesprochen. Nur um Sie ein wenig mit meinem damals schon vorhandenen Forscher- und Erfindergeist zu beeindrucken: Wir haben die Sicherheitsnadeln so präpariert, dass wir ein Stück herausgeschnitten haben, wodurch man sie ans Ohr »hängen« konnte, ohne dafür ein Loch durch das Ohrläppchen zu benötigen. Nicht schlecht – oder?

Warum ich Ihnen das an dieser Stelle in einem Buch über das Altern und die moderne Biomedizin erzähle? Dafür gibt es, auch wenn Sie sich das noch nicht vorstellen können, mehrere Gründe. Zusammengefasst gesprochen habe ich mich damals eigentlich aus den verschiedensten Gesichtspunkten ständig, nicht immer mit Hochachtung, aber stets aus naturwissenschaftlicher und philosophischer Sicht gleichermaßen, mit dem Alter und den Alten beschäftigt. Es waren so bittere Erkenntnisse, wie etwa, dass »jugendbewegt« etwas Vergängliches ist, dass Rock 'n' Roll (in meinem Fall eben eher Punk) nicht jung hält, dass »No Future« eigentlich nicht lustig ist oder dass noch eine Phase in meinem Leben kommen sollte, in der ich mich nicht darüber freuen würde, dass ich älter als alle anderen Gleichaltrigen aussehe, die ich in diesem Abschnitt meines Lebens kennenlernen musste. Der Sinn der These »Das Alter heilt auch diese Wunden«, mit der ich damals permanent von meinen Eltern konfrontiert wurde, war mir in meinem punkigen Lebensabschnitt vollkommen unklar und erklärte sich mir erst später im »höheren« Alter.

Die »Sex Pistols« und mein Kampf gegen das Älterwerden

Jeder von uns hat sich in seiner Jugend zu bestimmten Musikrichtungen und zu Idolen hingezogen gefühlt. Was für den einen Jazzmusik oder für den anderen Hardrock war, war für mich Punkmusik, untrennbar verbunden mit der Band »Sex Pistols«. Kurze schnelle Lieder mit Texten über den Tod, die Aussichtslosigkeit der Zukunft und der damit verbundenen Sinnlosigkeit des Älterwerdens, die Ablehnung der älteren Generation und die Abneigung gegenüber dem Establishment waren ihr Markenzeichen.

Immer wenn ich über das Altern und die damit verbundenen Prozesse nachdenke, beginne ich über die »Sex Pistols« zu sinnieren. Da ich 1968 geboren bin, habe ich die Punkbewegung erst so richtig mitbekommen, als sie bereits zunehmend in den Mainstreambereich vorgedrungen war. »Richtige« Punkmusik war aber so wenig mainstreamtauglich, wie mein damaliges Outfit zu einer Operettenaufführung in Bad Ischl passte. Wer ein Musikinstrument beherrschte, hatte in einer Punkband nichts verloren – drei Akkorde auf der Gitarre zu beherrschen, war bereits Luxus (»this is a chord, this is another, this is a third – now form a band«). Wer richtig singen konnte oder wollte, war für Punkmusik gänzlich »untalentiert«, und Zuschauer, die bei einem Punkkonzert eine Melodie entdeckten, verlangten ihr Geld zurück (Sie wissen, ich übertreibe).

Dass man im Alter Falten bekommt, dass Haare ausfallen und die Gelenke zu schmerzen beginnen, war mir damals soweit schon klar. Aber dass sich der Musikgeschmack ändern könnte, konnte ich mir beim besten Willen nicht vorstellen. Ich selbst einmal Teil des Establishments? Niemals! Musik, die mir zu laut ist? Unvorstellbar! Kleidung und Outfit, die mir einmal peinlich sein könnten? Wer sagt das? Ich versuche es also mindestens einmal im Jahr aufs Neue und höre mir wieder Musik der »Sex Pistols« an. Sie werden es vielleicht nicht glauben, man könnte sogar noch zu Live-Konzerten gehen. Sid Vicious, das Idol meiner Jugend, ist zwar schon lange tot, aber die »Sex Pistols« vereinigten sich wieder und gehen auf Revival Tour mit beeindruckender und konsequenter Wiederauftretungswahrscheinlichkeit. Und jetzt gleich die erste Hiobsbotschaft – ich gehe aber nicht hin, ich will nicht hingehen. Heute glaube ich – nein, ich bin mir eigentlich ganz sicher –, dass ich dort nicht mehr hinpasse. Ich traue mich vielleicht gar nicht mehr hin – ich Verräter!

Meine Ausreden? Ich bin wirklich sehr viel beschäftigt und komme einfach nicht dazu. Ich habe meine speziell präparierten Sicherheitsnadeln verlegt. Ich habe einfach nicht mehr genug

Haare auf dem Kopf. Nein, es kommt noch viel schlimmer: Mir gefällt die Musik einfach nicht mehr – ich Mega-Verräter! Wie gesagt, jedes Jahr versuche ich es aufs Neue, weil ich es einfach nicht wahrhaben möchte. Früher habe ich zu diesem Zweck sogar noch meinen alten Plattenspieler vom Dachboden geholt und meine alten original »Sex Pistols«-Platten aufgelegt. Punkmusik ist schließlich ja noch viel cooler, wenn es ordentlich kratzt. Mittlerweile ist es mir zu mühsam geworden, beim Aufstellen meiner alten »Anlage« ständig darauf achten zu müssen, dass die Nadel nicht kaputt wird. Ich habe mir CDs gekauft, auf denen die alten Songs zu finden sind – die Existenz dieser CDs ist eigentlich irgendwie ein Beweis dafür, dass die Musik auch heute noch irgendjemandem gefallen muss – aber ich bin es nicht …

Jedes Jahr versuche ich mich davon zu überzeugen, dass es sich nur um eine sicher bald vorübergehende Geschmacksverwirrung handelt, dass ich zu »God save the queen – the real fuck machine« nicht mehr Lust bekomme, »abzutanzen«. Das kommt schon wieder … So sehr ich das auch irgendwie hoffe – jedes Jahr scheint mir bei meinen ritualisierten Wiederbelebungsversuchen die Musik von Sid Vicious und Co. fremder und gruseliger. Aber was ist passiert? Hat das Älterwerden meine Vernetzungen in meinem Gehirn so verändert, dass die »Sex Pistols« einfach nicht mehr rein wollen? Welche Umwelteinflüsse konnten meine Gehirnwindungen denn so manipulieren? Wie funktioniert denn überhaupt die Entwicklung solcher Prozesse im Laufe (m)eines Lebens?

Dass das Älterwerden mich körperlich verändert hat, kann jeder sehen, der Fotos aus meiner Punkzeit mit meinem heutigen Erscheinungsbild vergleicht. Aber dass der Alterungsprozess auch mein Denken so radikal verändern kann, dass ich die Musik der »Sex Pistols« heute lieber auf meinem Dachboden lasse, hätte ich mir als Jugendlicher niemals vorstellen können. Irgendwie habe ich mich lange Zeit an die Hoffnung geklammert, dass ich solange jung bleibe, solange ich Musik von »Sex Pistols« höre (hören will). Und jetzt? Jetzt kann und will ich diese Musik nicht mehr hören. Aber was hat mich so alt gemacht? Dem muss man doch auf den Grund gehen.

Das Alter als Medizin

Die »Sex Pistols« fallen mir auch deshalb beim Thema Altern immer sofort ein, weil sie mich gewissermaßen stets schmerzlich daran erinnern, dass Eltern eben doch manchmal recht haben. Meine Eltern haben mir verboten, bleibende Veränderungen an meinem Körper vornehmen zu lassen (Tätowierungen, Ohrringe), weil sie stets davon ausgegangen sind, dass ich irgendwann einmal kein Punk mehr sein möchte. Damals war mir das gänzlich unverständlich. Woher nahmen sie bloß diese vollkommen falsche Ansicht? Punk forever!

Tja, sehr lange hat das »Forever« bei mir nicht gedauert, und schon sollten meine Eltern recht bekommen. Als ich mit 18 Jahren das elterliche (für viele ist das auch gleichermaßen oft das »älterliche«) Heim verließ, um für das Studium in eine andere Stadt zu ziehen, war an mir aber auch gar nichts Punkiges mehr zu finden. Und es dauerte nur ein paar zusätzliche Jahre, bis ich mir nicht einmal mehr vorstellen konnte, einmal so gewesen zu sein. Heute freue ich mich darüber, dass ich einmal so war und glaube auch, dass solches und ähnliches Suchen nach eigener Individualität und Identität für Jugendliche äußerst wichtig ist – ich möchte nichts davon missen. Ich freue mich aber genauso darüber, dass ich mich weiterentwickelt habe, dass ich es als Konsequenz des Alterns zugelassen habe, mich zu verändern. Denn nur durch Veränderung entsteht etwas Neues.

Besonders klar wird mir das auch, wenn ich über das prägende Motto der Punkbewegung schlechthin nachdenke. Es war das der Refrain eines Liedes der »Sex Pistols«: »No Future«. Wie egal war es mir als 15-Jährigem eigentlich, was einmal in Zukunft sein wird. Beschämend egal war mir meine eigene Zukunft, aber auch die Zukunft der Gesellschaft, der Umwelt etc. Gerade diese damalige Sichtweise ist mir heute so unverständlich. Ich war nie jemand, der zu viel über die Vergangenheit nachgedacht hat. Das ist bei mir heute noch so. Aber je älter ich werde, umso mehr denke ich über die Zukunft nach. Nur zu einem geringeren Teil betrifft das vielleicht meine eigene Zukunft. Aber ständig kreisen meine Gedanken um die Zukunft unserer Kinder, dass etwas getan werden muss, um diese Welt für kommende Generationen lebenswert zu erhalten. Mein beruflicher Ehrgeiz zielt darauf ab, das Leben sogar noch besser gestalten zu können, indem etwa heute noch unheilbare Krankheiten eines Tages letztendlich erfolgreich besiegt werden können. »No Future – was für ein Unsinn!«, möchte ich all jenen Jugendlichen zurufen, die aus welchen Gründen auch immer zu solch einer Einstellung gekommen sind. Nicht, weil ich davon ausgehe, dass für alle Menschen die Zukunftsaussichten rosig sind. Hunger, Krankheit, Arbeitslosigkeit, Chancenungleichheit sind nur einige der vielen »Schnippchenschläger«. Aber ich will in dieser Frage heute als Elterngeneration einfach alles tun, um möglichst recht zu behalten.

Als ich dieses Jahr vierzig geworden bin (auch wenn ich mich zwar überhaupt nicht so fühle, so werde ich doch langsam wirklich so alt, wie ich schon lange aussehe), habe ich einige meiner früheren Future-Grundthesen Revue passieren lassen. Eine der wichtigsten Thesen meiner Kindheit war: »Wenn ich einmal groß bin, wird dick cool sein!« Eine spätere These von mir lautete: »Wenn ich einmal älter bin, werden Naturwissenschaftler cool sein!« Als ich noch ein kleines Kind war, hatte ich einige Kilos zu viel auf den Rippen. Immer wenn Freunde mich charmant darauf hingewiesen haben, habe ich geantwortet: »Wenn ich einmal groß bin, dann wird dick cool sein – ihr werdet es schon sehen!« Wenn man die heutigen Zahlen an übergewichtigen Menschen etwa in den USA oder Europa betrachtet, scheine ich ja recht bekommen zu haben. Die Frage, ob diese enorme Zunahme an »Couch-Potatoes« cool ist, überlasse ich Ihrer eigenen Einschätzung. Gesund ist es aber auf jeden Fall nicht, und alt wird man so auch nicht. (Zu dieser Thematik werden wir später noch einmal zurückkehren.)

Nachdem ich in einer gut eitlen Pubertät meine Kilos losgeworden war, sah ich mich bald darauf schon wieder mit etwas »Uncoolem« an mir konfrontiert – mit meinem Interesse für Naturwissenschaften. Nach »reifen« Überlegungen und mit ein paar Tipps von meinem älteren Bruder Martin, der heute den wirklich coolen Beruf Rechtsanwalt ausübt, habe ich mich 18-jährig dazu entschlossen, neben meinem Grundwehrdienst beim österreichischen Bundesheer Genetik zu studieren. Meine Eltern, die als Direktorin einer Schule und als Professor für Juristerei und Rektor einer Universität eigentlich nichts mit Naturwissenschaften zu tun hatten, fanden diese meine Entscheidung damals schon, eigentlich gar nicht dem Strom der Zeit entsprechend, cool. Aber sonst waren damals (das ist ja leider schon über 20 Jahre her) die Personen, die Naturwissenschaften und im Speziellen Genetik cool fanden, äußerst rar gesät. Wir waren zwei Hände voll Genetikstudenten im Jahr 1986, wovon nicht einmal eine Hand voll das Studium so cool fand, dass sie es zu Ende studierte. Doch ich hatte wirklich Glück, denn meine Lehrer in Österreich oder in den USA besaßen die Gabe, meine damals sicher noch kleine lodernde Flamme für Naturwissenschaften zu einem heute noch großen Steppenbrand zu entfachen.

Der Vormarsch der gesellschaftlichen Akzeptanz genetischer Forschung war damals aber eher noch ein schaumgebremster Frühlingsspaziergang. 1997 haben 1 225 790 Österreicherinnen und Österreicher ein Gentechnik-Volksbegehren unterschrieben. Wenn meine Arbeit in der sogenannten roten Biotechnologie zwar nie von den Forderungen dieses Volksbegehrens, wie etwa »Kein Essen aus dem Genlabor« oder »Keine Freisetzung genmanipulierter Organismen« berührt waren (ich kann eine Fichte von einer Tanne nicht unterscheiden), so habe ich doch erlebt, dass generell der gesellschaftliche Trend seinerzeit sich nicht unbedingt in Richtung »Coolness« der Genetik bewegte. Viele Kollegen verkrochen sich jetzt noch mehr in die Labors und scheuten nun nur noch mehr den Kontakt zu Medien oder den »Laien«. Genau um solchen Entwicklungen entgegenzusteuern, ist nach wie vor noch viel Aufklärungsarbeit, die etwa durch Bücher geleistet wird, notwendig.

Wie steht es heute mit einer breiten Akzeptanz der Naturwissenschaften? Findet man in Europa, speziell in Österreich Naturwissenschaften cool? Es hat sich viel zum Besseren gewandelt. Das Interesse an Naturwissenschaften hat zugenommen, das Ansehen der entsprechenden Berufsgruppen ist gewachsen. Die Universitäten haben neue gesetzliche Grundlagen, die es ihnen ermöglichen, autonom Geld, Labors und Mitarbeiterressourcen endlich nach Qualitätskriterien und Forschungsevaluierungen aufzuteilen – eine aus meiner Sicht unglaublich wichtige und positive Entwicklung für die universitäre Forschung. Nicht zuletzt hat aber auch ein immer besser werdender Wissenschaftsjournalismus in unserem Land dazu beigetragen, dass den Menschen klar wurde, wofür das gut ist und wofür ihre Steuergelder hier verwendet werden. Dadurch wird uns allen auch die Chance geboten, mögliche Gefahren und ethische Bedenken auf breiter Ebene zu diskutieren. Betrachtet man allerdings die Zahlen von jungen Menschen, die sich für naturwissenschaftliche Fächer entscheiden, die Verdienstmöglichkeiten in der Grundlagenforschung oder etwa die Anzahl an Naturwissenschaftlern in gehobenen Positionen, so stellt man noch viel Verbesserungsbedarf fest. Es muss ein Ziel sein, dass sich noch mehr Eltern als heute darüber freuen, wenn ihnen ihre Kinder ihr Interesse für Naturwissenschaften offenbaren.

Natürlich muss auch das Interesse der Jugend dafür erst geweckt werden. Als ich die Tage meine Kinder fragte, ob sie den Beruf ihres Vaters cool finden, bekam ich schon eine gewisse Bestätigung, allerdings gepaart mit einer langen Liste mit noch viel cooleren Berufen. Für diesen Hinweis bin ich meinen Kindern dankbar. Es muss in Zukunft noch viel mehr getan werden, um Naturwissenschaften attraktiv und cool zu machen. Alle sind gefordert – Wissenschaftler, Politiker, Journalisten und vieles mehr. Und schon wieder will ich elterlich recht behalten: »Wenn ich einmal groß bin, dann werden Naturwissenschaften cool sein – ihr werdet es schon sehen!« Auch wenn ich selbst weiß, dass solch ein Zuruf mein damals punkiges Herz als Jugendlicher nur äußerst gedämpft erreicht hätte.

The Great Rock 'n' Roll Swindle

Und noch einmal möchte ich beschreiben, warum ich glaube, dass mir stets die »Sex Pistols« zuerst einfallen, wenn ich über meinen ganz persönlichen Bezug zum Älterwerden nachdenke. Es war ein autobiografischer Dokumentarfilm über diese Punkband mit dem bezeichnenden Titel »The Great Rock 'n' Roll Swindle«, den mein eineinhalb Jahre älterer Bruder und ich im Kino verfolgen wollten. Dieser Film war damals nur für Zuschauer über einer bestimmten Altersgrenze freigegeben. Ganz genau kann ich die Ereignisse am Kinoschalter nicht mehr nachvollziehen, aber es war die Frage: »Hast du einen Ausweis mit?«, die die Stabilität unserer Knie für diese Schrecksekunde so maßgeblich herabsetzte. Sie können sich unsere Überraschung darüber gar nicht vorstellen, dass die Kassiererin am Schalter damit nicht etwa mich ansprach, sondern meinen Bruder. Sie ging ganz offensichtlich davon aus, dass ich schon alt genug war, aber meinem älteren Bruder blieb nichts anderes übrig, als sich auszuweisen, was unseren Kinobesuch in keinster Weise gefährdete, da er ja wirklich schon alt genug war. Ich wiederum nahm mein Kinobillett ohne irgendeine Ausweiskontrolle entgegen – lediglich mit einem satten, entspannten und stolzen Lächeln. Es war für einen Jugendlichen wie mich äußerst cool, für älter gehalten zu werden als man tatsächlich war.

Dieses satte, entspannte und stolze Lächeln ist mir mittlerweile (mehr als 20 Jahre später) vollkommen vergangen. Ich kenne es nur mehr vom Gesicht meines älteren Bruders, wenn wir beide heute gefragt werden, wie viele Jahre ich eigentlich älter bin. Warum sagen meine Freunde stets, ich müsse froh sein, wenn ich jemals so alt werde wie ich aussehe? Warum gibt es Menschen, die ein ganzes langes Leben lang aussehen, als hätten sie gerade die Eierschale durchbrochen, und anderen hilft man schon in die U-Bahn und macht ihnen Sitzplätze frei, obwohl sie noch nicht einmal 50 Jahre auf dem Buckel haben (also bitte, einen Sitzplatz hat mir doch noch niemand angeboten)? Warum sind die Zeichen des Alters so ungerecht mit ihrer Verteilung? Kann man dagegen etwas tun?

Sie hätten nicht gedacht, dass eine Punkband so viele Fragen des Älterwerdens aufwerfen könnte? Sie glauben: »Noch einer geht nicht«? Falsch gelegen. Der eigentliche große »Rock 'n' Roll Swindle« wurde und wird mir auch immer wieder anhand dieser Punkband bewusst. Es ist ein vollkommen unbelegtes Gerücht, dass Punk oder Rock 'n' Roll jung hält. Zugegeben, ihre Stars und ihre Fans sind oft jung, wenn wir sie heute auf MTV sehen (die »Rolling Stones« einmal vollkommen ausgenommen). Aber genau so, wie die Fans (etwa ich selbst) älter werden, hält auch eine punkige Lebensweise der Stars sie überhaupt nicht jung. So viel ich weiß, ist Sid Vicious an einer Überdosis Drogen gestorben. Und wenn ich mir heute die sich stets gerade in einer Wiedervereinigung befindlichen Mitglieder von »Sex Pistols« ansehe, so sehen die wesentlich älter, verbrauchter und ungesünder als gleichaltrige Nichtpunks aus.

Aber was hält jetzt eigentlich wirklich jung, wenn es nicht Punk oder Rock 'n' Roll sind? Gibt es so etwas wie Jungbleiben überhaupt? Um dies alles diskutieren zu können, müssen wir zuerst einmal klären, was eigentlich Altern ist, wie das abläuft und wozu das gut sein soll.

Altern –
was passiert dabei?

Das Leben einer Zelle

Was ist gemeint?

Die Frage, warum ich heute kein Punk mehr bin, ist wahrlich kompliziert und äußerst schwer zu untersuchen. Viele Freunde und Verwandte, die vielleicht durch Zufall Fotos von mir aus dieser Zeit sehen, bekommen stets irgendwie einen Gesichtsausdruck, der mir den Anschein erweckt, als wollten sie sagen: »Schlafende Hunde sollte man nicht wecken.« Sie werden sich außerdem denken – es gibt auch spannendere Fragen. Eine der wohl spannendsten Fragen der Naturwissenschaft schlechthin aus meiner Sicht ist jene: Was passiert eigentlich im Laufe der Jahre in beziehungsweise mit unserem Körper? Kann man schon auch nur annähernd verstehen und beschreiben, was in den vielen Zellen, in den Geweben, in den Organen unseres Körpers passiert, wenn wir älter werden?

Ich sage Ihnen gleich einmal an dieser Stelle: Von »wirklich verstehen« ist die Wissenschaft noch meilenweit entfernt. Gerade in jüngster Vergangenheit sind allerdings so viele unglaubliche neue Entdeckungen zu diesen Fragen gemacht worden. Viele davon haben unser Weltbild aus den Fugen gebracht. Manche davon sind sogar schon von täglicher praktischer Relevanz. Auch nicht wenige davon haben mehr Fragen aufgeworfen als beantwortet. Aber so ist die Wissenschaft nun einmal.

Bevor wir uns das genauer ansehen, bedarf es an dieser Stelle erst einmal ein paar Definitionen und Übereinkünfte, die für unsere noch folgenden Betrachtungen unumgänglich sind. Der Begriff »Alterung« wird sehr oft zur allgemeinen Beschreibung aller Prozesse, die mit dem chronologischen Alter verlaufen, verwendet. »Altern« selbst könnte das Phänomen des Verschlechterns des Zustandes im Zuge fortschreitender Lebensdauer beschreiben. Ich glaube, es ist wichtig, uns klarzumachen, was man meint, wenn man umgangssprachlich ganz allgemein vom Altern spricht. Es stimmt zwar, was oft gesagt wird, nämlich dass das Altern bereits mit der Befruchtung einer Eizelle durch eine Samenzelle beginnt, aber wir alle wissen, dass es auch viele Prozesse gibt, die die Sache doch eigentlich irgendwie »verbessern«, obwohl der Fötus schon von Anfang an altert. Er wächst und entwickelt sich, seine Organe werden ausgebildet und funktionstüchtig, seine Gehirnfunktionen verbessern sich, er lernt dazu und vieles mehr.

Solche Phasen von »Weiterentwicklung«, des »Erst-wirklich-Entstehens«, des »Verbesserns« sind aber auch Teil der Alterung. Das Kleinkind lernt sprechen und laufen. Ganz genau genommen sind solche Zugewinne auch stets Teil des Erwachsenenlebens, wenn durch Training Organfunktionen, wenn Gehirnfunktionen durch Lernen verbessert werden etc. Man sollte das aber von den »verschlechternden« Anteilen und Ereignissen mit fortschreitenden Lebensjahren – dem »Altern« – trennen. Das was man allgemein unter Altern beim Menschen versteht, beginnt vielleicht irgendwann nach dem fünfzigsten Lebensjahr. Diesen Verfallsereignissen eben des Alterns (wenn ich das einmal so brutal formulieren darf) wirken ständig auch Regenerations- und Instandhaltungsprozesse in unserem Körper entgegen. Allerdings eben nicht mit vollständigem Erfolg: Am Ende siegen die verschlechternden Mechanismen, zumindest beim Menschen. Dieser Sieg äußert sich nach wie vor und bis auf Weiteres immer noch durch den Tod. Und so bekommt man immer wieder spaßeshalber zu hören, dass die Medizin im Grunde bislang nichts »Wirkliches« zuwege gebracht hätte – der Mensch stirbt ja schließlich immer noch.

Was die Medizin in den letzten hundert Jahren alles zuwege gebracht hat, ist hinlänglich bekannt und bedarf keiner Aufzählung.

Eine dieser vielen Errungenschaften wird uns in diesem Buch noch oft und im Detail interessieren: Der Mensch wird heute viel älter als früher. Freilich, sterben muss aktuell noch jeder einmal, und wahrscheinlich wird das auch immer so bleiben – aber dazu später.

Einigen wir uns an dieser Stelle vorläufig darauf, dass Altern also eine fortschreitende Zunahme an Störungen von physiologischen Aktivitäten ist, die einen negativen Einfluss auf die Funktionsfähigkeit des Organismus haben und dadurch seine Empfänglichkeit für Krankheit und Tod erhöhen.

Und eines noch: Unter Gerontologie versteht man Alters- und Alternswissenschaft. Man kann sich wissenschaftlich mit dem Alter, dem Altsein und seinen Konsequenzen, Anforderungen etc. auseinandersetzen. Man kann sich auch mit dem Prozess des Alterns, des Älterwerdens beschäftigen. Beides ist höchst wichtig und höchst spannend. Dieses Buch legt seinen Schwerpunkt auf das Altern.

Am Anfang war die Zelle

Der Samenerguss schickt sie auf den Weg – Millionen von Samenzellen den Eileiter hinauf, wo im optimalsten Fall eine befruchtungsfähige Eizelle schon auf sie wartet. Ganz nach Woody Allens Interpretation in seinem Film »Was Sie immer schon über Sex wissen wollten, aber bisher nicht zu fragen wagten« wird der Schnellste gewinnen. Ab dieser Befruchtung der Eizelle beginnt die Entwicklung – und damit gleichzeitig das Altern. Das hört sich schon irgendwie komisch an, wenn man von Embryonen und Altern spricht, denn schließlich muss sich hier doch erst einmal etwas richtig entwickeln.

Der Mensch entsteht also aus einer befruchteten Eizelle. Diese beginnt sich dann unmittelbar darauf zu teilen. Wenn Naturwissenschaftler von Zellteilung sprechen, meinen sie nicht, dass eine Zelle in zwei Hälften von Zellen auseinanderfällt. Aus einer Zelle werden durch Zellteilung zwei, die untereinander gleichwertig sind und der Mutterzelle, aus der sie hervorgegangen sind, sehr stark ähneln. Es gibt auch so etwas wie asymmetrische Zellteilung. Hierbei entstehen wiederum aus einer Mutterzelle zwei Zellen, die nicht identisch sind. Das wird uns noch besonders bei unseren Erläuterungen zu Stammzellen interessieren. Bleiben Tochterzellen beisammen, bilden sie Gewebe, Organe und dadurch letztendlich ganze Organismen.

Der Mensch besteht schließlich aus unwahrscheinlich vielen Zellen, die alle durch Zellteilung aus einer befruchteten Eizelle hervorgegangen sind. Es gibt nur ungefähr 200 verschiedene Zelltypen des Menschen, wie etwa Hautzellen, Muskelzellen, Nervenzellen etc., aber es sind davon eben sehr viele notwendig. Ausgehend von der einen befruchteten Eizelle wären nur etwa 40 solcher Zellteilungen nötig, bis aus dieser Eizelle ein erwachsener Mensch geworden ist. Sie müssen bedenken, dass es sich ja um ein exponentielles Ansteigen der Zellzahl handelt. Trotzdem eigentlich unglaublich – nicht wahr? Ich lege aber gleich noch nach. Für einen Menschen wären 50 Zellteilungen gut ausreichend, um 100 Jahre alt zu werden. (Ich weiß schon, das müssen wir alles erst noch genauer betrachten.)

Eine genaue Zellzahl, die für den Organismus »Mensch« notwendig ist, ist unmöglich definierbar. Einerseits sterben ständig Zellen in unserem Körper ab – und das ist gut so. Andererseits bilden sich auch ständig viele neue Zellen – und das ist mindestens so gut. Im Grunde sind wir ein ständiges zelluläres Rein und Raus, Auf und Ab, Leben und Sterben. Das meiste an diesen zellulären Flüssen bemerken wir nicht. Manchmal bemerken wir es aber doch. Auch dazu kommen wir später noch im Detail.

Nur zum Aufwärmen: Wenn ein Kind zum Erwachsenen heranwächst, sein Körper, all seine Organe und Gewebe wachsen, wird das erreicht, indem die Anzahl an Zellen im Körper zunimmt, oder dadurch, dass alle Zellen größer werden und die Zellzahl im Groben gleich bleibt? Zellvermehrung und Zellgrößenzunahme, beides spielt eine Rolle – und sogar eine ganz genau geregelte und kontrollierte Rolle – in der Entwicklung und Erhaltung unseres Organismus. Bei einer Prüfung an der Universität hat einer meiner Lehrer einmal diese Thematik eingeleitet (um dann letztendlich die zugrunde liegenden molekularen Mechanismen abprüfen zu können), indem er gefragt hat: »Was glauben Sie, hat ein Elefantenauge mehr Zellen als das Auge einer Maus oder lediglich größere Zellen?« Nun, das sind zwei verschiedene Organismen, da kann man sich bei der Prüfung mit so manchen alternativen Erklärungsmodellen helfen. Etwas genauer müsste man schon sein, wäre die Frage gewesen, ob das Auge eines Babys weniger oder lediglich kleinere Zellen hat als das Auge eines erwachsenen Menschen.

Grübeln Sie doch bitte kurz einmal mit mir. Wenn Sie ins Fitnessstudio gehen, um Ihre Muskeln zu vergrößern, ist es dabei Ihr Ziel, die Muskelzellzahl zu erhöhen oder lediglich die bereits vorhandenen Muskelzellen zum Wachsen (im Sinne der Vergrößerung) anzuregen? Vielleicht ist es ja bei Ihnen wie bei mir und die Muskulatur, die Sie im Fitnessstudio fast am meisten trainieren, ist eigentlich Ihre Daumenmuskulatur, die Sie durch gezieltes, immer wiederkehrendes (und leider meist im anaeroben Bereich, weil so vorfreudig aufgeregtes) Bedienen der Fast-Drink- und Fast-Food-Automaten beim Erjagen von herrlich schmeckenden supersüßen Sugardrinks und Candybars stählen? Dann können wir unser Beispiel sogar erweitern: Glauben Sie, dass Ihre Fettpölsterchen (in diesem Fall – und eigentlich nur in diesem Fall – neige ich aus Selbstschutz und Eigenmotivation zur Verniedlichungsform, auch wenn ich nichts Niedliches an meinen Fettpölsterchen entdecken kann) dadurch entstehen, dass die Zahl an Fettzellen zunimmt oder dass die bereits angelegten Fettzellen ihre Form und Größe verändern?

Ich hielt mich einmal zu Forschungszwecken am berühmten Karolinska Institut in Stockholm auf. Es waren seither stets wohlig angenehme Empfindungen, die ich sowohl mit dieser

Forschungseinrichtung als auch mit dieser wunderschönen Stadt verband. Wenn auch sachlich völlig unbegründet und wahrscheinlich lediglich meiner übertrieben sensiblen Natur zuzuschreiben, hat sich das im Mai 2008 ein wenig eingetrübt. Es war nämlich eine Forschergruppe um Kirsty Spalding von eben diesem Karolinska Institut, die zu dieser Zeit eine Publikation in dem renommierten Fachjournal »Nature« mit dem Titel »Dynamics of fat cell turnover in humans« veröffentlichte. Es war in keinster Weise eine wissenschaftliche Eintrübung meiner Emotionen, die diese Veröffentlichung auslöste. Es war lediglich eine rein private, ganz persönliche Angelegenheit. Die Wissenschaftler haben herausgefunden, dass rund zehn Prozent der Fettzellen in unserem Körper pro Jahr absterben und auch wieder ersetzt werden. Das steht genau im Einklang damit, was wir bereits diskutiert haben. Wir sind eben ein zelluläres Auf und Ab – finden wir uns damit ab.

Wie könnte das meine Gefühle aber auch nur irgendwie verletzen? Es war die zweite Entdeckung, die die Kollegen gemacht haben, die mich wirklich berührte. Sowohl bei übergewichtigen (um nicht das Wort »fettleibig« zu verwenden – wer auch immer dieses Wort in die deutsche Sprache brachte, sollte dabei sein, wenn wieder einmal meine Aggressionen gegen solche unbedachten und unschönen Wörter beim Verzehr einer Schwarzwälderkirschtorte über mich kommen) als auch bei dünnen Menschen wurde laut dieser Studie die endgültige Zahl an Fettzellen bereits in der Kindheit angelegt. Unser Körper scheint bestrebt zu sein, diese Zahl aufrechtzuerhalten. Ja, es sterben, wie gesagt, zehn Prozent im Jahr davon ab, aber es bilden sich auch zehn Prozent wieder nach – die Gesamtzahl, die schon in unserer Kindheit angelegt wurde, bliebe also unser ganzes Leben lang konstant. Sie denken, warum ist das so wichtig?

Das Bittere ist, dass nach einer Diät unser Körper geneigt ist, wieder genauso viele Fettzellen zu produzieren wie vorher. Die neu entstehenden Fettzellen wollen sich nach unserer strapaziö-

sen Zeit härtester Askese auch immer wieder schnell mit Fett auffüllen. Der Schluss dieser Geschichte: Wer einmal in seiner Kindheit übergewichtig war, wird sein Leben lang viel schneller nach
Gewichtsreduktionen erneut zunehmen und es viel schwerer haben, dagegen zu wirken. Und dass mich das besonders trifft, ist
Ihnen klar. Von meiner These (eigentlich fast mehr ein Schlacht-
ruf) »Wenn ich einmal groß bin, dann wird dick cool sein – ihr
werdet es schon sehen!« habe ich Ihnen ja schon erzählt. Nun,
cool ist es nicht geworden (aus medizinischer Sicht muss man sagen »Gott sei Dank«), und ich kämpfe offensichtlich seit damals
gegen eine gleich bleiben wollende, sich immer wieder schnell mit
Fett auffüllen wollende Anzahl an Zellen in meinem Körper. Finden Sie das fair und gerecht?

Viele Zellen unseres Körpers sind nicht so alt wie wir selbst

Wie funktioniert das aber, dass aus einer Zelle so viele verschiedene Zellen entstehen können? Wie entstanden überhaupt all
meine Fettzellen und der Rest von mir (Menschen, die mich auf
meine Fettzellen reduzieren, haben wirklich keine Ahnung) aus
einer einzigen befruchteten Eizelle? Der Mensch hat vielleicht
30 000 Gene – vielleicht sogar noch weniger. Das ist für mich deshalb auch so spannend, weil ich bei einer meiner ersten Prüfungen in meinem Studium noch antwortete, dass der Mensch etwa
100 000 Gene hat – und das war damals richtig! Nicht etwa hat
der Mensch in so kurzer Zeit (der Beginn meines Studiums ist
etwa 20 Jahre her) so viele Gene verloren – nein. Es war einfach
damals Lehrmeinung, dass der Mensch so viele Gene hat, und erst
im Laufe der letzten Jahre, vor allem auch im Zuge des ersten
Durchsequenzierens (Entschlüsselns) des menschlichen Erbguts
hat man festgestellt, dass es doch wesentlich weniger sind als
ursprünglich angenommen. Wir haben kaum mehr als die Maus

und ähneln genetisch enorm dem Affen (ich weiß schon, manche wollen das nicht wahrhaben – aber das ist eine ganz andere Geschichte). Ein befreundeter Kollege von mir macht stets den Scherz, dass, wenn das so weitergeht, man vielleicht eines Tages feststellen wird, es so manche unter uns gibt, die »genetisch« einem Affen ähnlicher sind als einem anderen Menschen (und er schaut dabei mich immer so gezielt an). Ich weiß, Sie denken jetzt auch gerade darüber nach, wer von Ihren Bekannten da wohl dabei sein könnte. Vergessen Sie den Unsinn einfach gleich wieder.

Trotzdem kann man aus dieser kleinen Anekdote etwas wahrlich Wichtiges über Genetik lernen. Es handelt sich hierbei um eine wirklich junge Wissenschaft, und es ist gut denkbar, dass so manches, von dem wir heute ausgehen, dass es ganz sicher stimmt, sich vielleicht in nicht allzu langer Zeit als falsch herausstellt. Ich glaube auf jeden Fall, dass es für einen heutigen Studenten kaum möglich ist, durch das Lernen aus einem meiner ersten Studiumsbücher heute noch eine gute Note zu erhalten. Die Zahl an Genen ist auf jeden Fall nicht von solcher Bedeutung – was man daraus macht, wie sie übersetzt werden und die funktionelle Verschaltung ihrer Genprodukte (Proteine) sind von Relevanz. Mehr oder weniger jede Zelle unseres Körpers hat alle unsere Gene.

Warum ist dann aber in unserem Körper eine Zelle eine Hautzelle und die andere eine Nervenzelle, wo sie doch ganz genau die gleichen Gene haben? Der entscheidende Punkt ist, dass im Zuge der Entwicklung während der Zelldifferenzierung in verschiedenen Zellen verschiedene Gene abgeschaltet und schließlich nicht mehr verwendet werden. So sind also in einer Muskelzelle andere Gene aktiv als in einer Hautzelle, und eine Nervenzelle verwendet wiederum andere Gene als meine viel zu vielen Fettzellen. Sie haben alle die gleichen Gene, haben aber alle ein anderes Set an Genen ausgeschaltet. Dieses Ausschalten von Genen, das durch chemische Veränderungen der DNA (DNA ist das biochemische Grundgerüst von Genen; diese Abkürzung kommt von der englischen Bezeichnung für Desoxyribonukleinsäure, deoxyribo-nucleic acid – DNA) bewerkstelligt wird, heißt Epigenetik und steht unter ganz genauer Kontrolle in all unseren Zellen. Zusätzlich gibt es auch noch andere Mechanismen, die dazu führen, dass verschiedene Zelltypen verschiedene Gene desselben Erbguts verwenden. Wie verschieden eine ganz genau gleiche genetische Ausrüstung verwendet werden kann, wird besonders augenscheinlich, wenn man sich überlegt, dass aus einer Raupe einmal ein Schmetterling wird. Dies geschieht schließlich, ohne dabei sein genetisches Rüstzeug zu verändern, sondern lediglich durch die verschiedene Verwendung desselben.

Niemand würde es für sinnvoll ansehen, den Menschen einfach auf eine Ansammlung von vielen Zellen zu reduzieren. Das ist klar. Und trotzdem hilft es uns für unsere Suche nach den Ursachen des Alterns schon, wenn wir das einmal aus diesem Blickwinkel betrachten, wie wir es eben gerade tun.

Unsere Hautzellen sind also entstanden, indem sie eine bestimmte Anzahl an Genen ausgeschaltet haben, und auch unsere Muskelzellen haben im Zuge ihrer Entstehung die Verwendung unserer Gene spezifisch eingeschränkt. Leider hat auch irgendjemand (wenn ich den erwische!) bestimmten meiner Zellen gesagt, dass sie ruhig Fettzellen werden dürfen. Nun sind diese Zellen aber einmal das, was sie sind. Sie bilden Gewebe, sind verantwortlich, dass unsere Organe funktionieren, sie machen schließlich einfach das, wofür sie auch vorgesehen sind. Aber – wie lange eigentlich? In unserem Körper haben viele unserer Zellen nur eine limitierte »Lebenserwartung«. Eine menschliche Magenzelle etwa wird nur zwei Tage alt, wohingegen rote Blutkörperchen nach 120 Tagen das Zeitliche segnen. Und wir können länger leben als viele unserer Körperzellen, weil die abgestorbenen Zellen durch neue Zellen ersetzt werden (einmal im Monat landet etwa eine bestimmte Schicht an Zellen unserer Haut auf dem Teppich). Ich habe einmal gelesen, dass man davon ausgeht, dass sich innerhalb eines Jahres 6 Harnblasen, 8 Luftröhren, 18 Lebern, 25 Hautbedeckungen der Lippen, 192 Magenausgänge und 228 Dünndarmwände neu bilden. Das funktioniert gut und lange, aber nicht für immer. Sowohl die Menge als auch die Qualität dieser Erneuerung nehmen mit dem Altern ab.

Andere Zellen wiederum können nur sehr schwer oder gar nicht ersetzt werden. Nervenzellen oder Muskelzellen unterliegen bei Weitem nicht solch einem effizienten Erneuerungsprozess in unserem Körper. Es ist schließlich der zunehmende Niedergang von dann unersetzlichen Zellen, der das Altern vorantreibt. Der Verlust an funktionsfähigen Zellen oder an richtig funktionierenden Zelltypen ist es, der schließlich dazu führt, dass unsere Gewebe nicht mehr so gut können, was sie gut können sollten, und dass unsere Organe nicht mehr so funktionstüchtig sind, wie wir das gerne hätten. Haare fallen aus, die Augenfunktion lässt nach, unsere Knochen werden gebrechlicher und vieles mehr – alles, weil unsere Zellen nicht mehr tun, wie sie tun sollten.

Aber wer oder was bestimmt eigentlich die Lebensdauer unserer Zellen? Was sind denn die molekularen Ursachen, die zu diesen zellulären Veränderungen des Alterns führen?

Von endlichen und unendlichen Zellen

»Ich bin unsterblich – endlich unendlich!«

Ich war noch ein sehr junger Student, als ich meine ersten praktischen Erfahrungen in einem Forschungslabor sammeln wollte. Viele Dinge (wenn nicht überhaupt fast alles, was sich in einem Labor abspielt) waren für mich neu und faszinierend. So vieles habe ich zum ersten Mal gesehen, so vieles gelernt. Und doch war es noch für lange Zeit danach dieser eine Satz: »Ich bin unsterblich – endlich unendlich!«, der mich irgendwie faszinierte, darum lange begleitete und mein Denken beeinflusste. In diesem Forschungsinstitut wurde an genetischen Erkrankungen des Menschen geforscht. Man verwendet dafür weltweit Zellen des Menschen, die man im Labor in »Brutschränken« kultiviert. Hohe Luftfeuchtigkeit, der richtige pH-Wert, die richtige Temperatur und genügend »Nahrung« (Wachstumsfaktoren etc.) bilden das Menü, das benötigt wird, um menschliche Zellen in eigens dafür entwickelten Kulturschalen zu züchten. Man kann beispielsweise Hautzellen des Menschen so im Labor vermehren.

Nun haben wir bereits davon gesprochen, dass bestimmte Zellen in unserem Körper oft nur eine relativ kurze, genau definierte Lebenserwartung haben. Aber wie steht es darum, wenn wir diese Zellen im Labor unter für sie ständig optimalen Wachstumsbedingungen ohne Stress oder andere negative Einflüsse kultivieren? Wie lange bleiben sie dann am Leben, wie lange betreiben sie dann noch Zellteilung? (Ich möchte an dieser Stelle schon einmal klären, dass diese beiden Fragen »Wie lange lebt eine Zelle in unserem Körper?« und »Wie oft teilt sich eine Zelle in der Kulturschale?« zwei verschiedene und nicht vergleichbare Dinge ansprechen.)

Um allerdings Blutzellen eines Patienten, der an einer bestimmten Erkrankung leidet, etwa genetisch untersuchen zu können, wäre es äußerst hilfreich, diese Zellen im Labor lange kultivieren zu können. Das ist so grundsätzlich einmal nicht möglich. Man bedient sich in solchen Fällen manchmal eines Tricks. Man infiziert die durch eine normale Blutabnahme gewonnenen Zellen mit bestimmten Viren, in der Hoffnung, dass dieser Eingriff die Zellen im Labor immortalisiert (also unsterblich macht). Man kann solche Zellen dann lange, wenn nicht unendlich im Labor in Kulturschalen vermehren, ja sogar in flüssigem Stickstoff einfrieren, wieder auftauen und weiter kultivieren. Das ist allerdings ein technisch nicht so einfaches Unterfangen, das viel Erfahrung, Know-how und Geschick verlangt. Zusätzlich sind so entstandene Zellen oft nur eingeschränkt dafür geeignet, mehr über die Erkrankung des Patienten zu erfahren, von dem sie stammen. Schließlich sind sie durch die Virusinfektion sehr stark verändert und verhalten sich in vielen Belangen nicht mehr »normal«.

Es war ein an diesem Forschungsinstitut schon länger arbeitender Kollege, der sich sehr viel mit genau solchen Zellexperimenten beschäftigte. Um die Zellen von bestimmten Patienten mit »normalen« Zellen vergleichen zu können, hat dieser Kollege immer wieder auch versucht, seine eigenen Blutzellen zu immortalisieren. Wie auch immer, aber es scheint ihm gelungen zu sein (wie gut und für wie lange, entzog sich meiner Kenntnis). Schließlich hat niemand der anderen Forscher Einspruch erhoben, wenn er jedem Neuankömmling im Labor (und so einer war ich) sofort beim Kaffee die Sache ein für alle Mal klarmachte: »Ich bin unsterblich – endlich unendlich!«

Seine Kollegen, genauso wie auch ich, hätten diese seine Erfolgsmeldung, die mehr schon einer Lebenseinstellung ähnelte, natürlich nicht ohne Einspruch stehen lassen dürfen. Schließlich war nicht er unsterblich – es war nicht er, der unendlich war, sondern lediglich bestimmte seiner Blutzellen (und für diese wäre der Beweis der Unendlichkeit eigentlich auch noch zu führen gewesen). Und trotzdem, er durfte es sagen, zu jedem und immer wieder. Man hatte Respekt davor, dass dieses doch damals nicht ganz so einfache Unterfangen vielleicht gelungen war, und schließlich war der Gedanke, dass selbst wenn dieser Kollege einmal nicht mehr unter uns wäre, ein Teil von ihm, nämlich seine Blutzellen, unendlich weiterleben würden, eingefroren, wieder aufgetaut, gezüchtet und an alle interessierten Kollegen verschickt werden könnten – auch noch in hundert Jahren –, irgendwie beeindruckend. Es war nicht etwa so, dass dieser Kollege damals irgendetwas entwickelt, erfunden oder erstmalig gemacht hat. Es mag auch sein, dass die Toleranz der Kollegen gegenüber den repetitiven Lobgesängen des »Unsterblichen« irgendwie auch darauf begründet gewesen sind, dass sich eigentlich niemand mit ihm anlegen wollte (schon gar nicht ich). Ich war aber auch wirklich irgendwie beeindruckt.

Henrietta Lacks

Der Mund blieb mir vor Erstaunen aber erst dann richtig offen (inklusive Bildung eines mukösen Rinnsals am Mundwinkel), als ich durch meine damaligen ersten studentischen Studien und Recherchen feststellte, dass unendliche immortalisierte menschliche Zellen im Labor ganz im Allgemeinen zu dieser Zeit eigentlich überhaupt keine Sensation mehr waren. Spätestens als ich feststellte, dass die Abkürzung HeLa für eine in unzähligen Labors der Welt sehr viel verwendete menschliche unsterbliche Zelllinie von dem Namen Henrietta Lacks abgeleitet ist, war mir das klar geworden. Henrietta Lacks wurde 1920 in Virginia geboren, war Mutter von fünf Kindern, die nach ihrer Heirat mit ihrer Familie in Baltimore lebte. In ihrem einunddreißigsten Lebensjahr diagnostizierte der Gynäkologe Howard Jones vom John Hop-

kins Hospital in Baltimore bei Frau Lacks Gebärmutterhals-
krebs. Im Zuge dieser Diagnostik schnitt Dr. Jones ein Stück aus
dem Tumor von Frau Lacks. Danach wurde sie mit den damals
üblichen Bestrahlungsmethoden behandelt. Leider verstarb Henrietta Lacks noch im selben Jahr an ihrer Tumorerkrankung.

Was allerdings weder Frau Lacks noch ihre Familie in den
darauf folgenden drei Jahrzehnten erfahren haben, war, dass der
Gynäkologe ein Stück dieses herausgeschnittenen Tumors an das
Forschungslabor des John Hopkins Hospitals weiterleitete, wo
man damals wie in vielen Forschungsstätten auf der ganzen Welt
auch versuchte, menschliche Zellen im Labor für lange (immer)
kultivierbar zu machen. Das Unterfangen blieb allerdings ohne
Erfolg – bis die Zellen von Henrietta Lacks im Labor auftauch-
ten. Die Zellen aus dem Tumorstück, das aus ihrer Gebärmutter
entfernt wurde, begannen unmittelbar sich unaufhörlich durch
Zellteilung zu vermehren – und das tun sie heute noch. Während
ich dieses Kapitel schreibe, arbeiten gerade mehrere Mitarbeiter
in meinem Labor mit HeLa-Zellen, die man seit 1951 eingefroren, aufgetaut, in Kulturschalen gezüchtet und durch die ganze
Welt verschickt hat. Das ist ebenso beeindruckend mit Blick auf
die unsterblichen HeLa-Zellen wie mit Blick auf diese meine
Mitarbeiter. Letzteres, weil ich schließlich dieses Buch ausschließlich am Wochenende oder spät abends während der Wo-
che geschrieben habe und es Mitarbeiter gibt, die zu dieser Zeit
regelmäßig in unserem Labor noch nach ihren Zellen sehen, ob
sie denn genügend »Nahrung« haben oder ob man sie anderwei-
tig versorgen muss etc.

Die Abkürzung HeLa hat damals Dr. George Gey einge-
führt, jener Forscher, der 1951 am John Hopkins Hospital diese
Zellen erstmals in eine Kulturschale gesetzt hat. Er wollte
sichergehen, dass Frau Lacks' Identität verborgen bleibt, als er
begann, diese Zellen kostenlos an alle Kollegen in der ganzen
Welt zu versenden. Um mit dieser Zelllinie heute zu forschen,
kann man sie entweder bei bestimmten Firmen kaufen oder sie

sich einfach von Kollegen schicken lassen. Es existiert wohl weltweit kaum ein Labor, das mit menschlichen Zellen arbeitet, das nicht auch HeLa-Zellen in flüssigem Stickstoff eingefroren hat. Jahre später wurde doch noch bekannt, dass Henrietta Lacks die Spenderin dieser Zellen war, was ihr weltweite Berühmtheit einbrachte. Die Reaktionen ihrer Verwandten waren äußerst unterschiedlich. Sie reichten von Beschwerden darüber, dass das John Hopkins Hospital diese Zellen verwendet hatte, ohne irgendjemanden zu fragen (was so heute wohl kaum mehr möglich beziehungsweise üblich ist), bis zu geäußertem Stolz darüber, dass diese Zellen sich als ganz wichtig für die medizinische Forschung erwiesen. Es wäre wahrscheinlich ein Ding der Unmöglichkeit, herausfinden zu wollen, bei wie vielen wissenschaftlichen Studien und Veröffentlichungen HeLa-Zellen ausschlaggebend beteiligt waren.

Als man eine der besten Freundinnen von Henrietta Lacks über ihre Gefühle im Zusammenhang mit HeLa-Zellen fragte, äußerte sie sich überrascht und schockiert darüber, dass ein Teil von ihrer Freundin Unsterblichkeit und Unendlichkeit erlangte. Irgendwie lebe ihre Freundin (zumindest ein Teil davon) ja immer noch unter uns. Wenn ich das persönlich auch in keinster Weise so sehe, so werde ich doch noch einmal in diesem Buch bei der Thematik »Klonen« darauf zurückkommen, dass der aktuellste Stand der Wissenschaft dieser Freundin eventuell vielleicht doch noch irgendwie einmal gewissermaßen recht geben könnte.

Von endlich zu unendlich

Sowohl die Blutzellen des »unsterblichen« Kollegen als auch Henrietta Lacks' Zellen sind also unsterblich und vermehren sich unendlich. Sie haben aber auch etwas Besonderes gemeinsam – sie sind verändert. Im Fall der Blutzellen waren es Viren, die sie so sehr verändert haben, dass sie jetzt viel mehr Zellteilungen durchlaufen können als normalerweise (ob das wirklich lange so gegangen ist, entzieht sich für diese Zellen meiner Kenntnis). Und HeLa-Zellen sind Tumorzellen, die durch genetische Veränderungen (Mutationen) von der Norm abgewichen sind und dadurch wohl die Fähigkeit erhielten, sich unendlich zu teilen.

Aber wie steht es um normale, nicht veränderte Zellen unseres Körpers? Haben alle unsere Zellen ein Ablaufdatum, oder können sie sich auch unter Optimalbedingungen unendlich teilen? Sind sie auch unsterblich? Der Forscher Leonard Hayflick hat, um genau dieser Frage nachzugehen, normale menschliche Fibroblastenzellen untersucht. 1962 hat er eine (sterbliche) Zelllinie mit dem Namen WI-38 in vielen kleinen Portionen eingefroren, aufgetaut und im Labor unter genau genormten optimalen Kulturbedingungen (Nahrung, Luftfeuchtigkeit, Temperatur, pH-Wert etc.) gezüchtet. Seine Ergebnisse waren wirklich erstaunlich und bahnbrechend. Er fand heraus, dass es offensichtlich eine Obergrenze an Zellteilungen für normale menschliche Zellen gibt. Es wurde daraufhin für normale menschliche Zellen eine bestimmte Anzahl an Zellteilungen angenommen, die – sobald einmal erreicht – nicht überschritten werden kann. Und dieses sogenannte Hayflick-Limit (Hayflick's limitation of cell divisions) steht offensichtlich in den Genen der Zellen festgeschrieben. Hayflicks Zellen stoppten nach ungefähr 50 Zellteilungen. Außerdem haben normale Zellen auch so etwas wie ein Gedächtnis, was ihre Zellteilungsanzahl anlangt. Nach dem Einfrieren und Wiederauftauen merken sich die Zellen offensichtlich genau, wie oft sie sich vor dem Einfrieren schon geteilt haben, und teilen sich nur mehr so oft, wie es eben vorgesehen sein dürfte (Zellteilung im Sinne von Zellvermehrung »Aus eins mach zwei« und nicht im Sinne eines Teilens in zwei Hälften).

Und dann die noch fast spannendere Entdeckung: Dieses Gedächtnis könnte in unserem Körper genauso funktionieren.

Es wurde nämlich herausgefunden: Je jünger der Mensch bei der Entnahme der Zellen war, umso öfter konnten sie sich noch im Labor teilen. Bei Zellen von älteren Menschen war die noch mögliche Zellteilungsanzahl schon klar vermindert. Damit hat Hayflick erstmals definiert, dass normale menschliche Zellen in unserem Körper endlich sind. Diese innere genetische Zähluhr scheint den Zellen genau zu vermitteln, wie lange sie schon existieren und wie viele Zellteilungen sie noch durchlaufen sollen. Nach Hayflicks Ergebnissen waren es also etwa 50 Zellteilungen, nach denen seine Fibroblasten aufhörten, sich zu teilen und eingingen.

Es wurde damals (vielleicht etwas voreilig) spekuliert, dass dieser innere genetische Zellteilungszähler auch eine Rolle für das zu erreichende maximale Alter des Menschen spielt. Können sich unsere Zellen nicht mehr teilen, so ist unsere maximale Lebensspanne erreicht. Wir haben bereits an anderer Stelle erwähnt, dass 50 Zellteilungen wohl gut ausreichen würden, um ein gesegnetes Alter zu erreichen. Folglich würde das ermittelte Hayflick-Limit, dem unsere Körperzellen unterliegen, nicht wirklich von so großer Relevanz für uns sein, da wir insgesamt nicht so lange leben. Hayflick hat damals in seinem Buch »Auf ewig jung?« ungefähr 115 Jahre für das sich daraus maximal mögliche ergebende Alter des Menschen vorgeschlagen. Und das wurde ja schon erreicht, sogar überschritten (ganz selten, aber doch).

Diese Theorie der limitierten Zellteilungsanzahl wurde in Zellkulturschalen entdeckt und bestätigt. Inwieweit sie eine Relevanz für unsere alternden Gewebe und unseren alternden Körper im Gesamten hat, muss erst noch näher untersucht werden. Die Frage, ob es überhaupt ein endgültiges, nicht überschreitbares Limit für die maximale Lebensdauer von Menschen gibt, wurde durch so manches ganz aktuelles Forschungsergebnis grundsätzlich auch schon infrage gestellt. Dazu kommen wir noch im Detail später. Jetzt müssen wir uns einmal ansehen, warum Zellen aufhören, sich zu teilen.

Das Ende der Chromosomen

Wir haben also gehört, dass viele wissenschaftliche Befunde dafür sprechen, dass normale menschliche Zellen eine bestimmte Anzahl an Zellteilungen durchlaufen können, die – sobald einmal erreicht – nicht überschritten werden kann. An dieser Stelle müsste es uns interessieren, ob es bereits Vorschläge für ein molekulares Uhrwerk in der Zelle gibt, das die Zellteilungsanzahl misst. Wer oder was könnte der Zelle sagen, wie viele Teilungen sie bereits durchlaufen hat und wie viele noch »erlaubt« sind? Haben Sie schon einmal etwas von Telomeren gehört?

Telomere sind die Enden der Chromosomen. Die Chromosomen wiederum sind jene Strukturen, die die Gene enthalten. Sie bestehen aus DNA, die gemeinsam mit Proteinen verpackt ist. Der Mensch hat in jeder seiner Zellen 46 Chromosomen, auf denen alle seine eben vielleicht 30 000 Gene verteilt sind. Wir haben schon davon gesprochen, dass vor jeder Zellteilung die gesamte DNA der Zelle verdoppelt werden muss, damit die beiden Tochterzellen wieder dasselbe Erbgut haben. Dieser Prozess der Verdopplung ist aufwendig, und viele zelluläre Proteine sind daran beteiligt.

Ein sehr wichtiges Protein in diesem Zusammenhang heißt DNA-Polymerase. Gerade diesem Enzym machen aber die Telomere, die Enden der Chromosomen, zu schaffen. Dieses Enzym kann nämlich die DNA an den Enden nicht komplett umschreiben (Ziel ist ja die Verdopplung), was in weiterer Folge dazu führt, dass sich bei dem DNA-Verdopplungsprozess – also im Zuge jeder Zellteilung – die Telomerstrukturen etwas verkürzen. Jedes Chromosom in der Zelle wird darum immer und immer kürzer – mit jeder Zellteilung. Innerhalb der Telomere ist zwar keine DNA, die Informationen für die Bildung von Proteinen beinhaltet, trotzdem sind diese speziellen Chromosomenenden von großer Bedeutung, etwa für die Stabilität oder die richtige Lokalisation der Chromosomen.

Es gilt heute als erwiesen, dass die Zelle ihre Zellteilungsaktivität stoppt, wenn die Enden ihrer Chromosomen zu kurz geworden sind. Es ist also das kontinuierliche Kürzerwerden der Chromosomen, das mitzählt, wie viele Zellteilungen bereits durchlaufen wurden. Genau dieser Mechanismus würde es auch möglich machen, dass eine Zelle, die einmal eingefroren war, sich nach dem Auftauen wieder daran erinnert, wie oft sie sich bereits geteilt hat – schließlich sind die Telomere ja bereits kürzer. Eine »junge« Zelle hat noch längere Chromosomenenden, und eine »ältere«, die schon mehrere Zellteilungen hinter sich hat, schon kürzere. Das würde auch die bereits beschriebenen Beobachtungen erklären können, dass Zellen von jüngeren Menschen sich in Kultur noch öfter teilen als Zellen, die von älteren Menschen stammen.

Hier scheiden sich die Geister. Wie auch immer, das könnte ja wirklich der Mechanismus sein, wie die Zelle kontrolliert, wie weit es noch bis zum Hayflick-Limit ist. Trotzdem gibt es noch viele andere Prozesse, die innerhalb der Zelle ablaufen, die hierbei eine wesentliche Rolle spielen können. Und wie immer müssen wir auch hier sagen, dass es wahrscheinlich noch viel mehr gibt, als wir heute kennen. Um diese bittere Erkenntnis betreffend das Wissen um all das, was wir noch nicht wissen, etwa meinen Studenten klarer zu machen, antworte ich leider viel zu oft auf die Frage: »Könnte dieser Mechanismus ausschlaggebend für dieses Phänomen sein?« mit folgender Geschichte. Es treffen sich zwei alte Freunde in der Nacht auf der Straße, wobei der eine den anderen dabei vorfindet, wie der unter der Straßenlaterne offensichtlich etwas sucht:

Freund A: »Was suchst du denn da?«
Freund B: »Meinen Schlüssel.«
Freund A: »Du hast ja Glück gehabt, dass du den Schlüssel genau unter der Laterne verloren hast.«
Freund B: »Habe ich ja gar nicht, mein Schlüssel muss irgendwo dort drüben im Dunkeln liegen.«

Freund A: »Warum suchst du ihn dann aber unter der Laterne?«
Freund B: »Dort drüben hat es doch gar keinen Sinn. Dort finde
ich ihn ohnedies nie – dort ist ja schließlich kein Licht.«

Sehr oft in der Wissenschaft kennt man mehrere mögliche molekulare Mechanismen für ein Phänomen, das man näher erklären
möchte (in unserem Fall ist es die Frage, wie die Zelle weiß, wie
oft sie sich schon geteilt hat). Man überprüft, so gut man das
kann, alle bekannten Mechanismen, ob sie als Erklärungsmodell
infrage kommen. Oft kommt am Ende keiner davon in Betracht –
dann weiß man eigentlich nur, wie es nicht geht. Hin und wieder
erfüllt aber ein Mechanismus alle gestellten Ansprüche zur Erklärung. Trotzdem ist es dann vor allem in der Biomedizin oft so,
dass das nur besagt, dass dies einer von vielen möglichen Mechanismen ist. Es gibt höchstwahrscheinlich noch andere, die man
aber noch gar nicht kennt.

Sie fragen sich gerade, wie mir mein Beruf noch Spaß machen
kann? Aber das ist ja gerade das Spannende. Die Beantwortung
einer Frage wirft meist sofort die nächste auf. Forscher werden
daher nie arbeitslos (bezogen auf biologische Fragestellungen, leider gilt das nicht für ihre Jobs).

Wenn die Tatsache, dass die Telomere immer kürzer werden,
als Erklärung für eine limitierte Zellteilungsanzahl bestehen soll,
so muss aber im Sinne dessen, was wir gerade erläutert haben,
noch eine Sache hinterfragt werden. Werden die Chromosomenenden von Zellen, die unendlich sind (endlich unendlich – um an
dieser Stelle einmal darauf hinzuweisen, woher der Titel dieses
Buches eigentlich kommt), auch mit jeder Zellteilung kürzer?
Wäre das der Fall, würde unsere ganze Theorie der Telomerverkürzung als Zählwerk für Zellteilungen nicht allzu viel wert
sein. Sie überlegen sich eben: »Was waren noch schnell unendliche Zellen?« Ich erinnere Sie gerne, dass wir gesagt haben, dass
bestimmte Veränderungen (Mutationen) ganz normale menschliche Zellen mit endlichem Zellteilungspotenzial zu Tumorzellen

mit unendlichem Zellteilungspotenzial machen können (denken Sie an Henrietta Lacks). Es gibt aber auch normale unendliche Zellen, zu denen man wahrscheinlich die große Gruppe der Stammzellen des Menschen zählen muss. Dieser Thematik widmen wir uns noch im Detail.

Die Lösung für unendliche Zellen, die also unendlich teilungsaktiv bleiben müssen und daher ihre Telomere in der Tat nicht verkürzen, ist gefunden – sie heißt Telomerase. Die Telomerase ist ein spezifisches Enzym, das durch eine ganze Reihe nicht unkomplizierter Vorgänge dafür sorgen kann, dass die DNA-Polymerase letztendlich auch die letzten Endstücke der Chromosomen bei der Zellteilung mitverdoppeln kann. Es kommt also in Zellen mit einer hohen Aktivität der Telomerase nicht zu der beschriebenen Verkürzung der Chromosomenenden bei jeder Zellteilung. In normalen Zellen des menschlichen Körpers, eben mit einem endlichen Zellteilungspotenzial, findet man keine Telomeraseaktivität. In Tumorzellen ist die Aktivität dieses Enzyms aber hoch. Die Telomere verkürzen sich nicht mit jeder Zellteilung, und die Zellen können sich jetzt unendlich oft teilen. Es wird heute angenommen, dass die Telomerase bei der Entstehung von Tumoren in unserem Körper eine wesentliche Rolle spielt. Als Mechanismus für die Regulation der limitierten oder eben dann nicht mehr limitierten Zellteilungsanzahl taugt die Telomertheorie eigentlich sehr gut.

Bitte denken Sie trotzdem an die beiden Freunde unter der Laterne. Es werden auch noch andere, vielleicht aktuell noch nicht so attraktive Theorien für eine begrenzte Zellteilungsfähigkeit diskutiert. Ob und inwieweit diese Theorien aber etwas mit dem erreichbaren Alter eines Organismus im Gesamten zu tun haben, sei einmal dahingestellt. So lassen lange Chromosomenenden (Telomere) nicht notgedrungen auf ein langes, von diesem Organismus zu erreichendes Lebensalter schließen. Mäuse, die in der Regel nur etwa drei Jahre lang leben, haben längere Telomere als der Mensch (und ich bin schon vierzig Jahre alt).

Mechanismen des Alterns

Wenn sich also eine Zelle in unserem Körper nicht mehr teilt, ist sie sehr oft ausdifferenziert. Sie ist eine fertige Hautzelle, eine fertige Muskelzelle oder eine fertige Fettzelle (die machen mich fertig). Sie machen, ihrer Bestimmung folgend, in unserem Körper, was sie eben machen sollen. Aber wie lange? Wir bestehen aus unzähligen Zellen. Manche davon leben nur relativ kurz in unserem Körper und werden dann durch neue ersetzt. Andere wiederum sind sehr langlebig. Die meisten Zellen unseres Körpers können sich aber nur ganz begrenzt vermehren. Auf jeden Fall funktioniert mit fortschreitendem Lebensalter die Regeneration und Instandhaltung unseres Körpers auf der Ebene unserer Zellen immer schlechter. Wichtige Zellen werden immer weniger funktionstüchtig, andere werden irgendwann überhaupt nicht mehr ersetzt, und wieder andere beginnen sich sogar so zu verändern, dass sie anfangen, uns zu schaden. Aber warum? Was passiert in unseren Zellen in unserem Körper, wenn wir älter werden? Was führt zu diesen so wesentlichen Alterserscheinungen in unseren Zellen?

Der Blick in die alternde Zelle

Die Theorie des Hayflick-Limits besagt, dass es eine bestimmte endliche Zahl an Zellteilungen für viele normale Zellen unseres Körpers gibt. Die Telomertheorie geht davon aus, dass eine kontinuierliche Verkürzung der Chromosomenenden das Signal dafür darstellt. Was passiert, wenn die Zellen ihr Limit erreicht haben und sich nicht mehr teilen können?

Die Zelle ist also auf dem Weg in ein Stadium, in dem sie sich nicht mehr teilen kann (man spricht dann wissenschaftlich auch von Seneszenz). Die molekularen Signale und Schalter, die das in der Zelle vermitteln, sind bei Weitem noch nicht vollständig aufgeklärt. Es existiert allerdings schon ein relativ klares Bild, welche Moleküle in der Zelle die Zellteilung allgemein, man spricht genauer auch vom Zellzyklus, steuern.

Es ist noch nicht lange her, dass ein besonderes Seminar stattfand, bei dem ich mit drei naturwissenschaftlichen Nobelpreisträgern zwei Tage in Wien verbringen durfte, an einer öffentlichen Podiumsdiskussion mit ihnen teilnahm und am zweiten Tag den Vorsitz bei einem Vortrag eines der Preisträger an unserer Medizinischen Universität in Wien hatte. Es handelte sich um einen Vortrag von Professor Sir Richard Timothy Hunt, der gemeinsam mit den Professoren Paul Nurse und Leland Hartwell im Jahr 2001 den Nobelpreis für Medizin erhalten hat.

Zusammen mit den geehrten Kollegen hat Professor Hunt aufgeklärt, welche Proteine in der Zelle dafür verantwortlich sind, dass sie sich teilen kann. Der Nobelpreis wurde diesen Wissenschaftlern mehr oder weniger für die Aufklärung des Grundkonzeptes dessen, worüber wir bisher gesprochen haben, verliehen. Wie funktioniert der Zellzyklus, die Zellteilung? Professor Hunt vertrat in Wien bei seinem Vortrag auf meine Frage hin die Ansicht, dass dieser Prozess einer limitierten Zellteilungsrate für die Zellen unseres Körpers vielleicht gewissermaßen auch einen Schutzmechanismus gegenüber Zellentartung und Tumorentstehung darstellt. Viele der Moleküle, die in diesen Prozess der Zellteilung involviert sind, sind Tumorsuppressoren (»Tumorunterdrücker«), mit Namen wie p53 oder Rb, die, wenn sie Fehler bekommen (etwa durch Mutationen in den Genen für diese Tumorsuppressoren oder durch fehlerhafte Regulationen der Proteine), die Entartung einer Zelle in Richtung Tumorzelle auslösen können. Dass Tumorzellen sich auch dem Prozess einer beschränkten Zellteilungsanzahl entziehen können, haben wir ja schon bei den Tumorzellen HeLa von Henrietta Lacks besprochen. Diese »Unsterblichkeit« von Tumorzellen ist es ja auch, die sie unserem Körper gegenüber so gefährlich macht.

Zellen, die sich in unserem Körper schlussendlich nicht mehr teilen können, die ihr Limit erreicht haben, werden oft einem natürlichen Mechanismus folgend entfernt. Um dabei entzündliche Prozesse zu vermeiden, wird hier der molekulare Prozess eines programmierten Zelltodes (Apoptose) eingeleitet. Durch ein in der Zelle genau festgelegtes genetisches Programm ausgelöst, sterben diese Zellen ab. Der programmierte Zelltod ist durchaus gewollt und nützlich. Er ist einerseits Teil der Entwicklung des Körpers und andererseits notwendig, um Regeneration in unserem Körper zuzulassen. So entwickelt sich die menschliche Hand etwa dadurch, dass innerhalb einer »ersten gesamten Handfläche«, eines »Handklumpens« ganz spezifisch Zellen durch Apoptose sterben. Was übrig bleibt, ist am Ende unsere Hand mit ihren Fingern. Der programmierte Zelltod ist hierbei also dafür verantwortlich, dass sich überhaupt eine Hand mit Fingern entwickeln kann.

Außerdem ist Apoptose dafür zuständig, dass Zellen in unserem Körper, die fehlerhaft beziehungsweise funktionsuntüchtig geworden sind, entsorgt werden, damit sie (ohne großes Aufsehen – ohne entzündliche Reaktionen etwa) durch neue funktionstüchtige Zellen ersetzt werden können. Dabei handelt es sich um Instandhaltung und Regeneration mit einem vorhergegangenen »Folgen Sie mir bitte unauffällig«. Können fehlerhafte Zellen in unserem Körper, aus welchem Grund auch immer, nicht mehr effizient entsorgt werden, so stellen sie nicht selten eine Gefahr im Sinne der Entwicklung von Tumorzellen dar. So weit, so gut. Zellen müssen in unserem Körper »schonend« entfernt werden, damit wir uns überhaupt entwickeln können und damit Regeneration möglich wird. Und der Retter ist der programmierte Zelltod. Anders ausgedrückt: Dieser Zelltod ist unbedingt notwendig und erlaubt überhaupt erst unsere normale Entwicklung. Zusätzlich zielt er auch noch darauf ab, dass die Entstehung von Tumorzellen verhindert wird. Sie hätten wohl nicht gedacht, wie sinnvoll der Tod sein kann?

Zellen in unserem Körper teilen sich und hören auch wieder auf, sich zu teilen. Sie haben dann kürzere Telomere als vorher. Werden sie nicht mehr gebraucht, so werden sie schonend entsorgt. Ausdifferenzierte Zellen, die sich nicht mehr teilen, werden aber natürlich oft/meist gerade auch in diesem Zustand benötigt. Zellen machen in unserem Körper, was sie eben machen sollen, wofür sie eigentlich entstanden sind. Das Altern in unserem Körper hat aber noch andere Facetten.

Auch Zellen haben Stress

Die Zelle bekommt so richtig Stress, wenn Abfallprodukte, die bei der normalen Erfüllung der Funktionen der Zelle im Zuge des normalen Stoffwechsels entstehen, nicht mehr ausreichend entsorgt werden. Die für das Altern wohl wesentlichsten Abfallprodukte sind sogenannte freie Radikale. Es ist vollkommen normal, dass in der Zelle reaktive Sauerstoffverbindungen (reaktive Sauerstoffspezies – ROS) und reaktive Stickstoffspezies (RNS) entstehen. Diese freien Radikale und andere Oxidantien (mit so coolen Namen wie Hydroxylradikal, Wasserstoffperoxid, Superoxid Anion, Stickstoffmonoxid oder -dioxid, die mich irgendwie immer an die Filmreihe »Mad Max« mit Mel Gibson erinnern) entstehen zum überwiegenden Anteil in den Kraftwerken der Zellen (den sogenannten Mitochondrien), auch etwa im Zuge der so wichtigen Kohlehydrat- und Fettverbrennung in der Zelle. In den Mitochondrien wird der von uns eingeatmete Sauerstoff in Energie umgewandelt.

Dabei entstehen aber eben auch freie Radikale. Grundsätzlich können solche Radikale und andere Oxidantien auch von positiver Bedeutung für unseren Körper sein. Stickstoffmonoxid (abgekürzt NO), zum Beispiel, ist von höchster Relevanz für eine Reihe von Funktionen in unserem Körper, wie etwa die der Nervenzellen oder der Blutgefäße. Es hängt auch von der Menge der freien Radikale ab, ob sie »Feind oder Freund« sind. Zu viele davon sind definitiv »Feind«. Ganz allgemein sind freie Radikale Verbindungen, denen ein Elektron fehlt. Um das auszugleichen, entreißen sie den nächstbesten Zellmolekülen Elektronen, und das kann diese eben schädigen. So einfach und doch kompliziert ist die Sache.

Durch diesen Mechanismus führt etwa eine zu hohe Konzentration an freien Radikalen zur Schädigung von so wichtigen Molekülen in der Zelle, wie Proteinen (Eiweiße, die für die Struktur der Zelle verantwortlich sind und äußerst viele lebenswichtige Funktionen in der Zelle ausüben), Lipiden (Fette, die für die Struktur und Energiespeicherung der Zelle verantwortlich sind – spätestens an dieser Stelle also ist klar, dass ich ein enormes Energiebündel bin) oder auch der DNA (die chemische Grundlage unseres Erbguts, das biochemische Grundgerüst von Genen).

Was hat das mit dem Altern der Zelle zu tun? Es ist eine schon wirklich alte, aber immer wieder aufs Neue bestätigte Theorie, dass mit der Zeit freie Radikale durch den oben beschriebenen Mechanismus immer mehr Schäden an verschiedenen Molekülen der Zelle anrichten, die zu funktionellen und strukturellen Veränderungen führen, die die Zelle altern lassen. Die angesprochene Zeit bezieht sich hierbei auf die Lebensdauer der Zelle und nicht auf die der freien Radikale, die nur etwa eine Millionstelsekunde leben, aber eben immer wieder neu entstehen.

Viele der durch freie Radikale ausgelösten Schäden in unseren Zellen können durch wirksame wichtige Reparaturmechanismen ausgebessert werden. Aber letztendlich bekommen dann auch die dafür verantwortlichen, die dabei beteiligten Moleküle erste Schäden, und der Zellalterungsprozess lässt sich nicht mehr aufhalten. Die Zelle gerät in Stress (man spricht auch von oxidativem Stress), wenn das Gleichgewicht von Entstehung und Entsorgung (Entgiftung) gestört ist. Wer also einen sehr hohen Stoffwechsel aufweist, viel Energie verbraucht, viel atmet etc., produziert in seinen Zellen freie Radikale, die ihn in letzter Konsequenz schneller altern lassen. Organismen mit einem niedrigeren Sauerstoff- und schließlich Energieverbrauch (Zersetzung von Nahrung etwa) müssten folglich länger leben. Die Theorie ist einfach – zugegeben. Aber die ganze Sache ist bei Weitem nicht so einfach. Wir werden noch viele zusätzliche Parameter und Mechanismen kennenlernen, die auch einen wesentlichen Einfluss auf den Alterungsprozess haben. Und die, die man heute kennt, werden wohl auch nur ein Teil dessen darstellen, was alles an Prozessen dem Altern zugrunde liegt.

Und trotzdem, die freien Radikale müssen wir im Auge behalten. Das tun schließlich viele Wissenschaftler auf der ganzen Welt schon seit Langem. Viele Studien wurden auch gemacht, um die Frage zu untersuchen, ob eben etwa ein herabgesetzter Stoffwechsel durch zum Beispiel reduzierte Nahrungsaufnahme zumindest in Tiermodellen imstande ist, lebensverlängernd zu wirken. Sie werden es kaum glauben, viele wissenschaftliche Ergebnisse deuten darauf hin, dass das in der Tat so ist! Wir werden in den Kapiteln »Ein hungriges langes Leben?« und »Der richtige Schlaf für ein langes Leben?« noch detailliert darüber sprechen. Der postulierte Zusammenhang zwischen der Entstehung freier Radikale und dem Altern hat auch die Idee eingeleitet, dass Antioxidantien, wie etwa Vitamin A, Vitamin C, Vitamin E, Carotinoide, Ubichinon und Flavonoide (keine Sorge, wenn Ihnen all diese Bezeichnungen nichts sagen, wir sprechen an späterer Stelle noch in Ruhe darüber), lebensverlängernde Wirkungen haben könnten, weil sie die schädigende oxidative Wirkung der freien Radikale hemmen. Fest steht, dass diese Stoffe in richtiger Dosis sicher gut für die Zelle sind – über alles andere jedoch müssen wir uns noch einige Gedanken machen.

Das Erbgut leidet

Freie Radikale sind ein Grund für eine Zunahme an Veränderungen (Mutationen) im Erbgut, in der DNA, unserer alternden Zellen mit der Zeit. Solche Veränderungen passieren aber auch dadurch, dass der Ablesevorgang der DNA einfach nicht hundertprozentig fehlerfrei funktioniert. Wenn im Zuge der Zellteilung aus einer Zelle zwei werden, so müssen beide Tochterzellen wieder das Erbgut der Mutterzelle haben. Um das zu bewerkstelligen, muss die Mutterzelle vor der Zellteilung das Erbgut verdoppeln. Dieser Verdopplungsprozess funktioniert aber nicht hundertprozentig fehlerfrei, es entstehen dabei durch Falschablesen etc. immer wieder Veränderungen.

In unseren Zellen existiert ein hocheffizientes und ganz genaues Netzwerk an Reparaturmechanismen, das ständig drauf und dran ist, so entstandene Ablesefehler wieder auszubessern. In unserem Körper passieren täglich Tausende solcher Fehler – Tausende an Mutationen. Grundsätzlich sollten all diese Mutationen durch unsere interzellulären Reparaturbrigaden wieder korrigiert werden. Das gelingt aber nicht vollständig – dafür sind diese Mechanismen einfach doch nicht effizient und konsequent genug. Das bedeutet: Je öfter sich eine Zelle geteilt hat, umso älter sie ist, desto mehr DNA-Fehler häuft sie an. Viele dieser Fehler sind vielleicht sogar ohne Konsequenz für die Zelle, in der sie auftreten.

Wie das gehen soll? Nun, vielleicht etwa nur ein bis zwei Prozent der gesamten DNA des gesamten Erbguts bestehen aus Genen. Dazwischen ist viel Platz. Früher hat man einmal angenommen, dass der Rest ohne Bedeutung ist (man benutzte dafür, irgendwie vollkommen respektlos, das englische Wort für »wertloses Zeug«, »junk«). Es ist heute allerdings klar, dass vieles davon auch von wichtiger Funktion ist. Trotzdem, so manche Veränderungen der DNA werden von der Zelle »toleriert« – aus den verschiedensten Gründen. Wir haben bereits darüber gesprochen, dass Haut-, Muskel- und Fettzellen unseres Körpers alle dieselben (unsere) Gene haben, allerdings jeder Zelltyp nur bestimmte davon benutzt. Man könnte also auch davon ausgehen, dass Veränderungen in Genen, die für die Hautzelle nicht von Bedeutung sind, die von der Hautzelle nicht benutzt werden, die in der Hautzelle gar nicht in Proteine übersetzt werden (es ist ja im eigentlichen Sinne eines der Hauptziele von Genen, in Proteine, Eiweiße übersetzt zu werden, die als Enzyme oder Strukturproteine die Funktionen der Zelle steuern und ausüben. Es gibt allerdings auch Gene, die nicht in Proteine übersetzt werden und ihre Funktionen anders vermitteln), auch von ihr »toleriert« würden.

Viele Mutationen, die durch Ablesefehler entstehen, werden also ausgebessert. Manche haben keine unmittelbaren Auswirkungen für die Zelle, aber manche bleiben unausgebessert und sind dann eben doch von Relevanz. Solche DNA-Veränderungen häufen sich in der Zelle während des Alterns an. Irgendwann führt diese Anhäufung zum Funktionsverlust der gesamten Zelle, und diese muss dann entsorgt werden. Dies geschieht, wie gesagt, durch programmierten Zelltod. Die Zellen können dann durch neue ersetzt werden, wenn das noch gut funktioniert. Aber selbst wenn die Zellregeneration im alternden Körper nicht mehr so gut funktioniert, muss unser Körper eigentlich darauf bedacht sein, Zellen mit zu vielen Mutationen loszuwerden. Viele Mutationen können nämlich Tumorbildung (Krebs) auslösen. Das macht uns auch klar, warum Krebs bei alten Menschen wesentlich häufiger ist als bei jungen. Der Nobelpreisträger Timothy Hunt würde uns an dieser Stelle wieder daran erinnern, dass dieses Stehenbleiben der Zellteilung und Entsorgen gealterter Zellen eben wohl auch ein Schutz gegen Tumorerkrankungen sind.

Im Zuge des Alterns häufen sich also Veränderungen und Fehler in wichtigen Molekülen, wie der DNA und den Proteinen, in unseren Zellen an – ausgelöst durch freie Radikale oder Ablesefehler bei der DNA-Verdopplung. Zusätzlich können aber auch Umweltfaktoren von außen unsere DNA schädigen. Und auch so ausgelöste Mutationen häufen sich mit der Zeit an. Mutationen können etwa durch Röntgen- oder UV-Strahlung ausgelöst werden. Übertriebenes Sonnenbaden mit wiederkehrenden Sonnenbränden etwa ist deshalb so gefährlich, weil Mutationen in bestimmten Hautzellen zu den gefährlichen Formen von Hautkrebs führen können. In verschiedenen Körperzellen kann unser Erbgut auch durch Nitrosamine, die unter anderem beim Grillen von Fleisch entstehen, geschädigt werden. Und schon wieder müssen wir von der dadurch erhöhten Krebsgefahr sprechen – einfach weil genetische Veränderungen nun einmal ein (der) wesentliche auslösende Faktor für Krebs sind.

Ich weiß, Sie wissen das – daher nur zur Erinnerung: Auch Teerstoffe, wie sie etwa beim Zigarettenrauchen anfallen, sind starke Mutagene und lösen unter anderem Lungenkrebs aus. Wer das nicht weiß, möge sich doch eine Zigarettenpackung kaufen. Nicht etwa, um deren Inhalt zu rauchen, sondern um die entsprechenden Warnhinweise darauf zu studieren.

Warum wird wer wie alt?

Wir haben es gewagt: Wir haben den Menschen für kurze Zeit auf seine Zellen reduziert – nur um ein besseres Verständnis des Alterns auf diesem Niveau zu erlangen. Aber jetzt gehen wir einmal ans Ganze (ans Eingemachte). Spielen Sie bitte niemals mit Zellbiologen, Genetikern und/oder Biochemikern über längere Zeit – vielleicht sogar wöchentlich – Fußball. Ich sage niemals! Irgendwann erreichen Sie nämlich unweigerlich das Alter, in dem Ihnen der Satz – DER Satz – rausrutscht: »Ich glaube, ich muss wieder öfter spielen – ich bin ganz aus der Übung – ich spiele einfach nicht mehr wie früher.« Das was dann passiert, wird mit der Zeit sogar sowohl Ihren Friseur als auch Ihren Therapeuten langweilen, weil Sie es ihnen in der Folge schon so oft – zu oft – werden erzählt haben. Ihr Friseur wird zu dem Schluss kommen, dass Ihre Haare gar nicht mehr so schnell wachsen wie früher (oh Gott, er weiß etwas – er ist doch ein verkappter Zellbiologe) und Sie deshalb wirklich nicht mehr so oft kommen (und ihm diese Geschichte erzählen) müssen. Und Ihr Therapeut wird Ihnen, unabhängig von der Frage, ob Sie überhaupt gerade eine Partnerin oder einen Partner haben, »medizinisch« raten, sich doch einmal wieder so richtig Zeit für viele lange Gespräche mit dieser/diesem zu nehmen (und nicht mehr so oft zu ihm zu kommen, um ihm diese Geschichte zu erzählen).

Was ich meine? Ich meine die Antwort der »zellbiologischen«, »genetischen« und/oder »biochemischen« Fußballkollegen auf DEN rausgerutschten Satz, der Ihr Leben so maßgeblich verändern sollte: »Nein, mein lieber Freund, du kannst trainieren, so viel du willst, du wirst niemals mehr Fußball spielen wie früher. Du bist einfach schon zu alt dafür. Dein spritziger Antritt ist weg, weil deine Muskeln bereits anfangen zu degenerieren (zwischen dem 30. und 70. Lebensjahr um ein Viertel!). Deine frühere Kopfballstärke strebt asymptotisch gegen null, weil sich deine Gelenke versteifen, weil deine Knorpelzellen verschleißen. Deine Standfestigkeit im Sechzehner gleicht der einer Feder im Wind, weil deine Knochen Kalzium verlieren und mürbe werden. Deine Reflexe gleichen denen des Papageis aus dem Monty-Python-Sketch »Der Vogel ist tot«, da viele Nervenzellen bereits das Zeitliche gesegnet haben. Den Elfmeter lassen wir dich ohnedies schon (ohne dass du es bisher gemerkt hast) aus sechs Meter Entfernung schießen, da du aufgrund deiner eingeschränkten Sehkraft sonst niemals mehr das Tor auch nur annähernd treffen würdest. Und das alles wäre halb so schlimm, wenn du nicht die ganze Zeit auf das falsche Tor spielen würdest, weil du den Schiedsrichterpfiff nicht hörst.«

So, und Sie haben gemeint, eine Reduktion des Menschen auf seine Zellen wäre eigentlich schon brutal. Na ja, dann lassen Sie einmal meine »zellbiologischen«, »genetischen« und/oder »biochemischen« Fußballkollegen von dem Alter Ihrer Zellen auf Ihr Ganzes schließen. Unverfrorenerweise gehen offensichtlich manche meiner Science-Kickerkollegen davon aus, dass sie wesentlich langsamer altern als ich. Ist das die Möglichkeit?! An aus meiner Sicht guten mutigen Tagen erwidere ich manchmal: »Nun gut, vielleicht kicke ich heute schlechter, weil ich schneller gealtert bin als ihr, aber vielleicht werde ich viel mehr Spiele machen als ihr, weil ich länger lebe – wer weiß.« Ist das die Möglichkeit?!

Die Superalten

Ich habe bereits davon erzählt, dass Hayflick in seinem Buch »Auf ewig jung?« ungefähr 115 Jahre für das sich aus seinen Theorien maximal mögliche ergebende Alter des Menschen vorgeschlagen hat. Nun, manche haben dieses Buch wohl nie gelesen.

Der älteste Mann bisher war angeblich der Japaner Shigechiyo Izumi, der am 21. Februar 1986 im Alter von 120 Jahren verstorben sein soll. Sicher belegt ist, dass etwa der Däne Christian Mortensen am 25. April 1998 im Alter von 115 Jahren verstorben ist. Sie aber dürfte zumindest belegterweise bisher noch niemand geschlagen haben: die Französin Jeanne Calment. Es wird erzählt, dass sie im Alter von 117 Jahren zu rauchen aufhörte, lediglich deshalb, weil sie sich aufgrund eingeschränkter Sehkraft die Zigaretten nicht mehr selbst anzünden konnte und es ihr lästig war, ständig jemanden um Feuer zu bitten. Wer immer sie traf, war von ihrer unbekümmerten Lebensfreude beeindruckt. So wie etwa der Journalist, der sie an ihrem 120. Geburtstag fragte, ob er sie wohl nächstes Jahr wiedersehe, und darauf die Antwort bekam: »Warum nicht? Sie sehen doch ganz gesund aus.« Als die rüstige Französin 90 Jahre alt wurde, hat ihr Rechtsanwalt ihr Appartement übernommen. Er glaubte damals, ein gutes Geschäft zu machen, als er vereinbarte, ihr bis zu ihrem Lebensende etwa knapp 400 Euro im Monat dafür zu bezahlen. Er starb vor ihr und hat bis zu seinem Tod, so wird es sich erzählt, schließlich mehr bezahlt, als das Appartement eigentlich wert war. Jeanne Calment starb am 4. August 1997. Sie wurde 122 Jahre alt.

Gene oder Umwelt – das ist hier die Frage! Nein, das ist schon lange nicht mehr die Frage. Sie ist für fast alles eindeutig beantwortet: beides. Der Mensch ist auf seine Gene nicht reduzierbar, er ist ein Produkt der Wechselwirkung zwischen seinen Genen und den Umwelteinflüssen – bei fast allem, was den Menschen zum Menschen macht. Die Gene sind Bleistift und Papier, aber die Geschichte schreiben wir selbst. Auch beim Altern? Ja – und doch muss man sich dabei einiges genauer ansehen.

Blicken wir einmal nach Sardinien. Das haben viele Wissenschaftler schon vor uns getan. Schließlich fand man heraus, dass etwa in der Provinz Nuoro über 60 Personen zu finden waren, die ihren 100. Geburtstag erlebt haben. Bei einer Gesamteinwohnerzahl von etwa 280 000 ist das etwa drei Mal so hoch wie in der restlichen westlichen Welt. Es ist der italienische Rotwein! Solche und ähnlich freudige Meldungen fand man über längere Zeit in den italienischen Klatschspalten. Ob das mit dem Rotwein irgendeinen molekularen Sinn machen könnte, nehmen wir im Kapitel »Ein hungriges langes Leben?« unter die Lupe. Die Zeitungen fanden aber auf ganz »wissenschaftlichem« Weg auch noch andere Ursachen für diese sardische Langlebigkeit. Hierbei immer wieder genannt wurden Bewegung und überraschenderweise auch die melancholische Lebensweise der Inselbewohner, die schließlich ein gutes Mittel gegen übermäßigen Stress darstellen soll. Gar nicht schlecht, sagen dazu die Zellbiologen. Auch das beleuchten wir gleich noch näher.

Aber gehen wir zuerst noch auf die Insel Okinawa, auf der ungefähr 1 300 000 Menschen leben. Die dort registrierte Zahl von über 600 Menschen, die 100 Jahre alt und älter sind, steht für den höchsten Anteil Überhundertjähriger weltweit. Das Rezept für deren Langlebigkeit? Wenig Fett, viel Gemüse, viel Soja (soll ja auch vor Krebserkrankungen schützen), körperliche Fitness, wenig Salz, aber dafür eine Brise richtiger HLA-Gene dazu. Man hat nach längeren Untersuchungen bei diesen Bewohnern von Okinawa bestimmte Varianten von HLA-Genen gefunden. Der eventuelle direkte Zusammenhang mit einem höheren Lebensalter wird noch zu untersuchen sein. Fest steht schon einmal, dass bestimmte Varianten an HLA-Genen, die eine Rolle dabei spielen, dass unser Körper erkennt, was zu uns gehört und was fremd ist, gewissen Schutz gegen bestimmte Erkrankungen, wie etwa Rheuma, bieten.

Um diesen Begriff »Genvariante«, der uns ab jetzt noch oft in diesem Buch begegnen wird, etwa besser verständlich zu machen, sei an dieser Stelle Folgendes gesagt. Jeder von uns hat die etwa 30 000 Gene des Menschen (vielleicht hat der Mensch sogar noch weniger – oft wird von 25 000 gesprochen). Signifikante Ergänzung: Die Hälfte der Menschen freut sich (so wird es mir immer erzählt) darüber, dass sie kein Y-Chromosom hat (46,XX weiblich, 46,XY männlich). Etwa drei Milliarden Basenpaare (die Basen der DNA sind Adenin, Thymin, Guanin, Cytosin – ATGC) bilden unsere DNA, unser Erbgut, das auf 46 Chromosomen in unseren Zellen verteilt ist (23 von der Mutter und 23 vom Vater). Jeder also hat diese 30000 Gene. Warum sind wir aber dann so unterschiedlich, so individuell? Einerseits deshalb, weil der Mensch eben nicht auf seine Gene reduzierbar ist. Andererseits hat jeder von uns ein bestimmtes Set an Varianten dieser Gene. Die Variation von Mensch zu Mensch beträgt ungefähr 0,1 Prozent (obwohl diese Zahl aktuell gerade zur Diskussion steht). Zu 0,1 Prozent sind wir genetisch unterschiedlich, weil wir verschiedene Genvarianten haben. Jeder von uns hat die HLA-Gene. Aber die Bewohner Okinawas könnten statistisch häufiger ganz bestimmte Varianten davon haben, die zu einem gewissen Grad einen angeborenen Anteil ihrer Langlebigkeit darstellen könnten.

Ein Vergleich

Aktuell werden in der Diskussion über das Altern und die Rolle der Gene immer wieder zwei Dinge vermischt, nämlich das maximale Alter und das individuelle Alter des Organismus. Gibt es so etwas wie ein maximales Alter für einen Organismus überhaupt, wie etwa Hayflicks 115 Jahre für den Menschen, und war Jeanne Calment eine aus wissenschaftlicher Sicht nicht erklärte Ausnahmeerscheinung (das war sie auf jeden Fall)? Gibt es für jede Art von Organismus einen Rahmen, der nicht zu sprengen ist? Das ist wohl die gerade spannendste Frage, der aktuell in diesem Zusammenhang nachgegangen wird und die deshalb auch wahrlich intensiv beforscht wird.

Nun, man müsste es ja eigentlich annehmen. Vergleicht man etwa verschiedene Tiere miteinander, so riecht es wohl schon stark nach einem solchen Rahmen. Wohingegen Schildkröten 130 Jahre alt werden, ja sogar Berichte von 170 Jahre alten

Schildkröten existieren, kann eine Eintagsfliege Joghurt essen und joggen, so viel sie will, sie wird einfach nicht älter. Hunde werden so zwischen 8 und maximal 16 Jahre alt. Katzen erreichen etwa ein Alter von 12 bis 14 Jahren (wobei reine Wohnungskatzen 20 Jahre und sogar älter werden können), und Mäuse werden etwa drei bis vier Jahre alt (was natürlich auch maßgeblich vom Durchschnittsalter der Katzen in der Gegend abhängt). Elefanten können 70 Jahre leben, Wale 100 Jahre. Und für alle Schlangeninteressierten unter uns hier noch kurz die aktuellen Daten: Würfelnatter 7 Jahre, Lanzenotter 8 Jahre, Prärieklapperschlange 12 Jahre, Südamerikanische Klapperschlange 17 Jahre, Ringelnatter 20 Jahre, Schwarze Mamba 24 Jahre, Kreuzotter 25 Jahre, die Königspython bis zu 30 Jahre (ich höre schon auf, sonst kommen wir ja noch zu Schlangen, die unendlich existieren – wie etwa die Schlange vor der Supermarktkasse).

Sind diese Unterschiede in den Genen verankert? Ja, bis zu einem gewissen Grad sind sie das. Ich möchte an dieser Stelle aber gleich dazu sagen, dass diese Tatsache eben nicht bedeutet, dass solche Rahmen nicht trotzdem in Zukunft dehnbar und auszuweiten sind. Ich will nicht vorgreifen, aber die bisher angenommenen Rahmen sind bereits in experimentellen Ansätzen bei einer Reihe verschiedener Tiermodelle gesprengt worden. Seien Sie gespannt!

Dass es in der Tierwelt so offensichtlich unterschiedliche Rahmen für das erreichbare Alter gibt, ist wohl von den Genen wesentlich mitbestimmt. Noch einmal, bitte nicht verwechseln mit der Frage, wie gut man diesen Rahmen ausschöpft: Mit welcher Wahrscheinlichkeit komme ich also innerhalb dieses Rahmens möglichst weit? Und welche Rolle spielen dabei die Gene? Betrachtet man einmal, warum Menschen nicht in der Lage sind, den postulierten Rahmen auszuschöpfen, so fällt auf, dass die häufigsten Todesursachen insgesamt Herz-Kreislauf-Krankheiten mit ungefähr 45 Prozent und Krebserkrankungen mit ungefähr 25 Prozent ausmachen. Der Rest teilt sich auf, etwa auf

Erkrankungen der Atmungs- oder der Verdauungsorgane sowie auf Unfälle. Besonders interessant sind die Statistiken zu den häufigsten Todesursachen, wenn man sie auf die verschiedenen Altersgruppen verteilt betrachtet. In der großen Altersgruppe von 1 bis 39 Jahren sind Unfälle die häufigste Todesursache. Durch Vermeidung von Unfällen (Auto etc.) kann man zwar ganz sicher nicht den Rahmen der maximal erreichbaren Altersgrenze verschieben, aber ganz unglaublich das Durchschnittsalter der mitteleuropäischen Bevölkerung beeinflussen! Was das Durchschnittsalter anlangt, ist etwa Vorsicht im Straßenverkehr wohl auch eine der effizientesten Maßnahmen – und mit Genen, freien Radikalen oder Telomeren hat das nichts zu tun. Man kann nicht oft genug daran erinnern.

Zwischen dem 40. und dem 70. Lebensjahr sind Krebserkrankungen die häufigsten Todesursachen. Wir haben schon darüber gesprochen, dass Krebs nun einmal eine Erkrankung ist, die eindeutig mit dem Altern assoziiert ist. Einige Ursachen dafür haben wir kennengelernt (wie etwa die Anhäufung von Mutationen in unseren Genen) – es gibt für diesen Zusammenhang aber noch andere zusätzliche Ursachen. Ab dem 70. Lebensjahr dominieren schließlich die Herz-Kreislauf-Krankheiten als Todesursachen. Das gipfelt etwa in der Beobachtung, dass Menschen, die bereits über 90 Jahre alt sind, mit um 65-prozentiger Wahrscheinlichkeit an solchen Erkrankungen dann sterben.

Den Rahmen ausschöpfen

Vor allem auch nach dem 40. Lebensjahr hängt es dann beträchtlich von Umweltfaktoren und Genetik ab, wie effizient man den Rahmen ausschöpfen kann oder eben leider nicht. Es muss Wert darauf gelegt werden, dass man nicht nur ein hohes Lebensalter erreichen, sondern es ja auch möglichst gesund und fit erreichen will. Von den involvierten Umweltfaktoren wissen wir schon viel. Es sind sehr verschiedene und dementsprechend mehr oder weniger gut für ein langes Leben adaptierbare Faktoren.

- Warum und wie Rauchen auf der Ebene der DNA gegen ein langes Leben sprechen kann, haben wir bereits im Kapitel »Was passiert beim Altern?« besprochen (Sie erinnern sich: Teerstoffe und Krebs).
- Die wichtige Rolle der richtigen Ernährung kommt noch im Kapitel »Ein hungriges langes Leben?« genau mit den entsprechenden molekularen Hintergründen zu Wort.
- In diesem Kapitel wird auch einiges zu finden sein über die zelluläre/molekulare Begründung für einen maßvollen Umgang mit Alkohol, wenn man das Ziel eines gesunden langen Lebens vor sich hat.
- Wie sich die Wirkung maßvoller körperlicher Ertüchtigung kombiniert mit dem »richtigen« Schlaf im Innersten unseres Körpers positiv auf das Altern auswirkt, beleuchten wir im Kapitel »Der richtige Schlaf für ein langes Leben?«.

Falls Sie gerade völlig übernächtigt Ihre Zigarette ausdämpfen, um dann – hoffentlich etwas sorgenvoll – Ihre von Bier und Schweinsbraten genährten Fettpölsterchen (Sie wissen, die Verniedlichungsform dient lediglich der Vermeidung von Panikmache) betrachten, muss ich Sie darauf hinweisen: Es hilft alles nichts, es ist wissenschaftlich erwiesen – das lässt einen alt aussehen, aber vermag keine hohe Lebenserwartung zu verleihen. Dieses Buch zielt nicht darauf ab, das Gutbekannte (Rauchen, Alkohol, Ernährung und Sport beachten) wieder einmal ordentlich und mit Nachdruck zu nennen. Das ist oft genug gesagt worden und ist uns allen mittlerweile klar. In diesem Buch sollen die molekularen Begründungen dafür diskutiert (so wie das ja auch teilweise bisher schon geschehen ist), die Frage nach einem maximalen Rahmen der Lebenserwartung näher beleuchtet und die

Bedeutung der aktuellsten wissenschaftlichen Erkenntnisse auf die Frage überprüft werden, ob sie uns auf unserem Weg in ein hohes – oder eben eventuell noch höheres – gesundes Alter helfen können. Wir haben also noch einiges zu tun – ich, zu schreiben und Sie, zu lesen.

Zumindest einmal – hier und jetzt – möchte ich aber doch auch den oben besprochenen, Ihnen wohlbekannten Tatsachen Nachdruck verleihen. Es bringt angeblich sogar 14 Jahre! Forscher aus Cambridge haben über 25 000 Menschen im Alter von über 45 Jahren genau befragt, untersucht und beobachtet über einen Zeitraum von 15 Jahren. Wer zurückhaltend Alkohol trinkt, sich gesund ernährt, moderat Sport betreibt und nicht raucht, hat eine Lebenserwartung eines eigentlich 12 bis 14 Jahre jüngeren Menschen, der sich an all das nicht hält. Wer all diese Regeln mit Genuss missachtet, hat das gleiche Sterberisiko wie Menschen, die 14 Jahre älter sind, sich aber an diese Vorgaben halten. Eine beeindruckende große britische Studie, die uns daran erinnert, dass ... Sie wissen, woran sie uns erinnert.

Die Gene sprechen leise mit

Spielen Gene überhaupt eine Rolle bei der Frage des Ausschöpfens des Rahmens? Sie würden sagen, eine unmissverständliche Frage schreit nach einer klaren Antwort. So klar ist die Antwort darauf aber nicht. Wir haben uns gerade erst darüber unterhalten, dass jeder von uns die 30 000 Gene des Menschen hat. Jeder von uns hat aber ganz individuelle Varianten davon – der genetische Unterschied betrifft vielleicht 0,1 Prozent. Da eineiige Zwillinge eben aus ein und demselben befruchteten Ei entstehen, ist das bei ihnen nicht so. Eineiige Geschwister haben die gleichen genetischen Varianten. Für mich wohl einer der schönsten Beweise für die in diesem Buch immer wiederkehrende Aussage: »Der Mensch ist auf seine Gene nicht reduzierbar.«

Wie verschieden sind doch eineiige Zwillinge in vielen Belangen! Studien an eineiigen Zwillingen vermitteln oft erste Eindrücke über die Bedeutung der Genetik für bestimmte Merkmale, Eigenschaften oder Krankheiten. Ist die Übereinstimmung zwischen eineiigen Zwillingen (die genetisch identisch sind) hoch, so spricht das für genetische Mitbestimmung – extrem vereinfacht gesagt. Anhand solcher Zwillingsstudien haben Wissenschaftler festgestellt, dass Gene zwar durchaus eine Rolle für die erreichte Lebensspanne spielen – aber eigentlich eine verhältnismäßig kleine. Die größere Rolle spielt also die Umwelt (Rauchen, Alkohol etc.). Vielleicht sind es ungefähr 25 Prozent der Variation der Lebenserwartung, die man genetischen Unterschieden zuschreiben kann. Die Meinungen gehen allerdings diesbezüglich auseinander.

Diese Ergebnisse geben aber auch den vielen großen internationalen Netzwerken an Wissenschaftlern recht, die gerade daran arbeiten, 100-jährige Menschen darauf zu untersuchen, ob bei ihnen bestimmte Genvarianten signifikant häufiger vorkommen als bei »Normalsterblichen«. Und es gibt schon erste übliche Verdächtige. Bei den Bewohnern von Okinawa haben wir bereits von den HLA-Genen gesprochen. Genetiker vom Albert Einstein College of Medicine in New York haben erst vor Kurzem bei einer Studie mit etwa fast 400 100-Jährigen herausgefunden, dass sie statistisch signifikant wahrscheinlicher eine bestimmte Variante des Gens für den Insulin-like growth factor 1 receptor (IGF1R) haben. IGF1R funktioniert folglich schlechter, und dadurch dürfte ganz allgemein gesprochen der Stoffwechsel in den Zellen leicht herabgesetzt sein. Dass ein ruhigerer Stoffwechsel eher mit einem langen Leben assoziiert ist, werden wir noch ein paar Mal ansprechen.

Sowohl eine bestimmte Mutation im Gen für den Glukokortikoidrezeptor (an dem bindet das Stresshormon Cortisol) als auch eine Variante des Apolipoprotein-Gens (APO E2) stehen unter dem Verdacht, mit hoher Lebenserwartung in Verbindung zu sein. Dass die Fragestellung hinsichtlich genetischer Komponenten für eine hohe Lebenserwartung nicht so einfach ist, zeigt sich an diesen beiden Fällen sehr gut. Es handelt sich hierbei nämlich um Gene, die von Bedeutung für die Verhinderung einer Reihe von Erkrankungen sind. Die APO-E2-Variante ist bei sehr alten Menschen wahrscheinlich deshalb erhöht, weil eine der alternativen Varianten (APO E4) mit dem Auftreten bestimmter Herzerkrankungen und der Alzheimer'schen Erkrankung in Verbindung steht. Man wird älter, wenn man diese Erkrankungen nicht hat.

Immer wenn ich das Wort Apolipoprotein-Gen in den Mund nehme, fällt mir unmittelbar eine Geschichte ein, die wahrscheinlich für mein Leben vor allem an der Seite meiner Frau von höchster Relevanz war. Wir haben uns kennengelernt, als meine Frau, selbst Wissenschaftlerin, gerade nach einem mehrjährigen USA-Aufenthalt an der University of California San Diego (UCSD) erstmals nach Österreich kam, um hier weiter im Bereich des Fettstoffwechsels zu forschen. Jedem, der jetzt auf die Idee kommt, meine Frau hätte sich nur in mich verliebt, weil sie sich schon immer für den Fettstoffwechsel interessiert hat, kann ich nur recht geben. Ich war damals ein Strich in der Landschaft (zumindest aus heutiger Sicht) und wissenschaftlich sicher nicht uninteressant.

Als sich bereits herausgestellt hatte, dass unsere Verbindung eventuell von Dauer sein könnte, hat meine Frau (damals noch, aber nicht mehr lange meine Freundin) mich um eine Blutprobe gebeten, da Kollegen von ihr im Ausland für bestimmte Studien noch Kontroll-DNA brauchten. Erst nachdem das Röhrchen schon in der Post war, stellte sich heraus, dass es eine Apolipoprotein-Gen-Studie war. Nichts von all dem oben Angesprochenen wurde in dieser Studie untersucht. Und trotzdem – Sie können es sich bestimmt schon vorstellen – wurde es sofort zu einem »running gag« im Labor, Verständnis dafür zu zeigen, dass meine Frau gerade bei mir Untersuchungen auf neurodegenerative Erkrankungen anstellt.

Zu schnelles Altern

Mutationen entstehen permanent in unserem Erbgut und werden auch immer wieder durch hochkomplexe DNA-Reparaturmechanismen korrigiert. Im Laufe des Alterns funktionieren diese Reparaturmechanismen immer schlechter, sie werden ungenauer und ineffizienter. Mit fortschreitendem Alter häufen sich verschiedene Formen von Schäden in der DNA an. Die Zellen können dadurch ihre Funktionen verlieren, und sie können somit auch zu Tumorzellen entarten. Eine Zunahme an zellulärem Funktionsverlust und ein steigendes Krebsrisiko sind ganz typische Begleiterscheinungen des Alterns. So haben wir es besprochen. Ein wichtiger Beweis für diese Theorie ist auch die Tatsache, dass Mutationen in Genen für Proteine, die in diese DNA-Reparaturmechanismen involviert sind, Merkmale des Alterns auslösen können.

Das Werner-Gen kodiert für ein Enzym (ein Protein), das eine wichtige Rolle sowohl bei der Verdopplung der DNA als auch bei der Reparatur von DNA-Schäden spielt. Menschen, die ein solches durch Mutation defektes Gen haben, sind mit dem Phänomen frühzeitigen Alterns (Progerie) konfrontiert. Die Patienten erscheinen bereits im frühen Erwachsenenalter alt. Es tritt ein vorzeitiges Ergrauen der Haare ein, Muskelabbau, Osteoporose, Typ-II-Diabetes, Katarakt, Arteriosklerose und eine erhöhte Tumorneigung. Auch das Enzym Ataxia-Telangiectasia-Kinase (ATM) spielt eine Rolle im Zusammenhang mit der so notwendigen Reparatur von DNA-Schäden. Ferner erzeugen auch Mutationen in dem verantwortlichen Gen bei so betroffenen Patienten Symptome beschleunigten Alterns. Ein besseres Verständnis dieser durch solche Mutationen ausgelösten Progerie-Syndrome zielt natürlich auf die Hilfe für die betroffenen Patienten ab, ist aber auch gleichzeitig eine Einstiegsmöglichkeit in die genauere Aufklärung molekularer Ursachen des Alterns.

Altern – wozu?

Ein genetisches Limit?

Der Mensch wird älter …

Es soll uns aber noch genauer um die Frage gehen: Existiert jetzt ein Limit für die höchste Lebenserwartung, die ein Organismus erreichen kann, das vielleicht sogar in den Genen fix festgeschrieben steht, oder nicht? Kann trotz Hayflicks Theorien der Mensch älter werden? Kann er vielleicht eines Tages 150 Jahre alt werden?

Man könnte es sich einfach machen und sagen, jeder Wissenschaftler hätte vielleicht abhängig von der Zeit, in der er gelebt hat, eine andere maximale Lebenserwartung angenommen. Die ersten Menschen hatten eine mittlere Lebenserwartung von nur 18 Jahren und das Durchschnittsalter der Menschen zur Zeit des römischen Imperiums lag bei etwa 22 Jahren, im Mittelalter bei ungefähr 33 Jahren und um 1900 etwa bei 49 Jahren. In Österreich war die mittlere Lebenserwartung für ein männliches Baby, das 1868 geboren wurde, etwa 33 Jahre, für ein männliches Baby, das 1968 geboren wurde (also für mich), etwa 67 Jahre, und für männliche Babys, die 1999 geboren wurden wie unser Sohn, ist die mittlere Lebenserwartung vielleicht etwa bei 74 Jahren. Die mittlere Lebenserwartung für weibliche Babys hat sich in Österreich in einem Zeitraum von 100 Jahren (von 1896 bis 1996, das Jahr, in dem unsere Tochter geboren wurde) auf über 80 Jahre nahezu verdoppelt.

Die über die Jahrhunderte gestiegene Lebenserwartung des Menschen ist auf die bessere Nahrungsmittelversorgung, die höhere Trinkwasserqualität, das Einführen gewisser Hygienestandards und später etwa Antibiotika und Impfungen zurückzuführen. Nicht ohne Stolz erzählt man sich in Österreich die Geschichte des 1818 in Ungarn geborenen und an der Wiener Klinik für Geburtshilfe der damaligen Doppelmonarchie Österreich-Ungarn arbeitenden Arztes Ignaz Semmelweis. Einerseits erkannte er die Ursache für das Kindbettfieber, an dem damals noch viele Mütter nach der Geburt ihrer Kinder verstarben. Andererseits gelang es ihm folglich durch das Einführen des Händewaschens vor medizinischen Untersuchungen und Eingriffen, diese durch Kindbettfieber ausgelöste Sterblichkeit enorm erfolgreich zu bekämpfen. Nur ein Teil des Puzzles der steigenden Lebenserwartung des Menschen, aber doch ein relativ beeindruckender – nicht wahr?

Die mit der Zeit so gestiegene Lebenserwartung des Menschen muss für unsere Frage aber noch nicht notwendigerweise etwas bedeuten. Diese erfreuliche Tatsache könnte auch lediglich widerspiegeln, dass wir im Lauf der Jahrhunderte gelernt haben, unseren Rahmen, unser Limit (von eben vielleicht etwa 115 bis 120 Jahren) besser auszuschöpfen. Manche stellen sich aber auch die Frage, ob, wie lange und bis zu welchem Alter dieser so fulminante Anstieg der Lebenserwartung des Menschen noch weitergeht. Hinsichtlich der Frage, ob es nun solch ein Limit gibt, das der menschliche Körper selbst unter optimalen Umweltbedingungen und ohne Erkrankung einfach nicht überschreiten kann, streiten sich die Experten.

… und der Wurm wird älter …

Experimente, die zum Ziel haben, herauszufinden, ob die bisher angenommene maximale Lebensspanne eines Organismus nicht doch erweiterbar, dehnbar ist, finden seit geraumer Zeit rund um die Uhr auf der ganzen Welt statt. Schließlich geht es auch um etwas – den Schlüssel des Alterns zu entdecken. Viele Beobachtungen, die dabei gemacht wurden, hätte man noch vor Kurzem für vollkommen unmöglich gehalten.

Und was will er jetzt mit einem Wurm? Ich habe mit dem Fadenwurm Caenorhabditis elegans (C. elegans) noch keinerlei Experimente durchgeführt, aber viele Genetiker weltweit tun das. Er ist ein optimales Modellsystem zur Untersuchung vieler Fragen. Als ganz speziell hilfreich erwies er sich bei der Erforschung von Genen, die die Lebensspanne kontrollieren. Der Wurm ist etwa einen halben bis einen Millimeter groß und, weil durchsichtig und klein, obwohl vielfältig vorhanden, schwer zu finden. Im Labor ist das natürlich ganz anders. Diese Würmer sind leicht im Labor zu züchten, haben eine kurze Generationszeit, und die von uns schon detailliert diskutierten Umweltfaktoren Alkohol, Rauchen oder Sport spielen für ihren Alterungsprozess eine untergeordnete Rolle. (Ich hoffe, ich muss nicht darauf hinweisen, dass das ein Scherz war.)

Besonders interessant für unsere Diskussion: C. elegans besteht aus nur etwa 1000 Zellen, ist schon nach drei bis vier Tagen erwachsen und hat eine Lebenserwartung von etwa 21 Tagen. Das könnte, so angenommen, also sein Rahmen sein. Von diesem Wurm entstehen im Labor immer wieder Stämme mit ganz bestimmten Genvarianten (Mutationsstämme). Es ist schon einige Jahre her, dass Wissenschaftler einen Stamm entdeckten, der um 60 Prozent länger lebt als seine Artgenossen. Nach längerer Suche haben die Genetiker später auch die Mutation charakterisiert, die das verursacht hat, und haben das Gen, in dem diese lebensverlängernde Mutation zu finden war, bezeichnenderweise AGE-1 genannt. Irgendwie aber wollte sich dieser Befund nicht so richtig in den Köpfen der Wissenschaftler in aller Welt verankern. Wohl aus zwei Gründen. Erstens meinte man, dass eine 60-prozentige Ausdehnung der Lebenserwartung dieses Wurms vielleicht noch nicht bedeutet, dass der »natürliche Rahmen« gedehnt wurde. Schließlich könnte der natürliche Lebenserwartungsrahmen des Wurms eben länger sein als bisher angenommen und würde eigentlich meistens von ihm einfach nicht ausgeschöpft. 60 Prozent – was ist das schon? Ich glaube, eigentlich sehr viel – bedenken Sie nur, was das für unsere Lebenserwartung in Jahren bedeuten würde. Zweitens war die Skepsis gegenüber diesen Ergebnissen groß, da man einfach nicht glauben wollte, dass die Veränderung eines einzigen Gens die gesamte Lebensspanne des Wurms so sehr beeinflussen könne.

Dass das aber geht, wurde spätestens durch die Experimente der Professorin Cynthia Keyton von der University of California San Francisco klar. Sie fand einen Wurmstamm, der eine Mutation in einem Gen mit dem Namen DAF-2 hat, der doppelt so lang und länger als normale Würmer lebte, und das Ganze eigentlich ohne irgendwelche große Beeinträchtigungen. Die Mutantenwürmer waren gesund und fruchtbar. Ein anderes Gen mit dem Namen DAF-16 (auch ein Mutationsstamm) kodiert für einen Proteinfaktor mit dem Namen FOXO, der sich auf die DNA setzt und dadurch ganz bestimmte Gene ein- und ausschaltet. Auch DAF-16 ist in die Kontrolle von Langlebigkeit involviert – wenn auch anders gerichtet. Ohne dass Sie es bemerken, schließt sich jetzt gerade der Kreis mit einer Studie betreffend Langlebigkeit beim Menschen, die wir im vorigen Kapitel besprochen haben. Vom Wurm zum Menschen und wieder zurück? Ganz sicher nicht – denn die Regulation des Alterns und der Langlebigkeit ist beim Menschen sicher wesentlich komplizierter und von vielen Genen und Umweltfaktoren abhängig.

Und trotzdem: Es waren die Forschungsergebnisse von Professor Gary Ruvkun an der Harvard University (gemeinsam mit anderen), die zeigten, dass alle drei Gene, die die Lebensspanne des Wurms beeinflussen – AGE-1, DAF-2 und DAF-16 –, Komponenten eines sehr wichtigen zellulären Regulationsweges mit dem Namen Insulin-Signaltransduktionsweg sind. Hierbei werden wichtige Rezeptoren (ähnlich wie etwa der Insulin-like growth factor receptor) an der Oberfläche der Zelle von außen durch Bindung von insulinähnlichen Molekülen aktiviert, um der Zelle im Inneren durch bestimmte Signale zu übermitteln, wie es um die Umweltbedingungen für Zellteilung etc. steht (ist genug Nahrung vorhanden?).

Sie wollen mich an den angeblich geschlossenen Kreis erinnern? Ich habe bereits erzählt, dass Genetiker vom Albert Einstein College of Medicine in New York vor Kurzem bei einer Studie mit etwa fast 400 100-Jährigen herausgefunden haben, dass sie statistisch signifikant wahrscheinlicher eine bestimmte Variante des Gens für den Insulin-like growth factor 1 receptor (IGF1R) haben.

Na, was sagen Sie jetzt? Wie gesagt, beim Menschen ist das alles viel komplizierter als beim Fadenwurm, und ob sich überhaupt Erkenntnisse aus Experimenten mit C. elegans so ohne Weiteres übertragen lassen ... aber es ist schon faszinierend. Schließlich kann der Wurm mit Mutationen in Komponenten des Insulin-Signaltransduktionsweges doppelt so lange und länger leben!

Wir haben schon an anderer Stelle darüber gesprochen, dass es Konzepte gibt, die davon ausgehen, dass Langlebigkeit dadurch vermittelt wird, dass Erkrankungen verhindert werden beziehungsweise eine gewisse Resistenz gegenüber zellulärem Stress eintritt. Das muss man gerade auch an dieser Stelle wieder ins Kalkül ziehen, da gezeigt wurde, dass DAF-2-Mutanten des Fadenwurms auch resistenter gegenüber zum Beispiel hoher Temperatur oder dem uns schon bekannten oxidativen Stress sind. Zusätzlich sind sehr viele Komponenten des sehr verzweigten und komplexen Insulin-Signaltransduktionsweges bei der Verhinderung von einer hohen Anzahl verschiedenster Erkrankungen des Menschen von größter Bedeutung.

Auch in unserer Arbeitsgruppe forschen wir schon seit Langem an diesen Zusammenhängen des Insulin-Signalübertragungsweges mit seiner wichtigen Komponente, dem Enzym TOR und der Entstehung humangenetischer Erkrankungen. Es wurde bereits von vielen Kollegen in Experimenten an verschiedenen Tiermodellen gezeigt, dass TOR eine wichtige Aufgabe bei der Verlängerung der Lebensdauer durch reduzierte Kalorienaufnahme spielt. Das mit der reduzierten Kalorienaufnahme und der Lebensverlängerung müssen und werden wir natürlich noch genauer diskutieren.

Länger jung oder länger alt?

An dieser Stelle, repräsentativ für viele Stellen in diesem Buch, wo diese Diskussion auch sehr gut hinpasst (an so manchen werde ich es auch wieder ansprechen), muss ich Sie etwas fragen: Schießt

Ihnen nicht gerade die Frage durch den Kopf, ob die nun älter werdenden Würmer langsamer altern oder einfach länger alt sind? Gemeint ist der Aspekt, dass es ja sein könnte, dass der Wurm wie in Zeitlupe altert – erst später alt wird und dann darum auch schließlich länger lebt –, er wäre also länger jung. Es könnte aber genauso gut sein, dass der Wurm genauso schnell wie alle seine Artgenossen altert, aber dann länger leben kann – er wäre dann länger alt. Eine verlängerte Lebensspanne könnte also entweder »länger jung« oder aber auch »länger alt« bedeuten. Da sich unsere Diskussion ja aber schließlich in großen Schritten auf den Menschen zu bewegt, erlaube ich mir schon einmal an dieser Stelle, Ihre Fantasie anzuregen: Lebensverlängerung, um länger jung zu bleiben, oder um länger alt zu sein? Anders gefragt: Langsamer altern, oder einfach im hohen Alter länger nicht sterben?

… und die Fliege wird älter …

Ein anderer sehr viel verwendeter Modellorganismus für genetische Untersuchungen ist die Fruchtfliege Drosophila melanogaster. Sie lässt sich auch, wie der Wurm, leicht im Laborglas züchten, ihre Entwicklung ist gut bekannt, und die Lebensspanne eines erwachsenen Tiers beträgt etwa 50 bis 80 Tage. Der Insulin-Signalübertragungsweg existiert, kontrolliert und reguliert auch in der Fliege. Die Tatsache, dass dieser Weg von der Fliege und dem Wurm über die Maus bis zum Menschen existiert und studierbar ist, ist mit ein Beweis für seine große Bedeutung.

Auch bei der Fliege kennt man unzählige Mutationsstämme, jeder mit einer bestimmten veränderten Genvariante. Es soll und kann uns jetzt eigentlich schon nicht mehr verwundern, dass auch in der Fliege bereits Gene identifiziert wurden, die eine Rolle in diesem Signalübertragungsweg spielen und, wenn mutiert, zu einer Verlängerung der Lebensspanne der Fliegen auf das Doppelte führen.

... und die Maus wird älter ...

Es war schon für alle Wissenschaftler weltweit eine wirkliche Sensation, zu sehen, dass Mutationen in Genen dieses Signalweges solche enormen Effekte auf die Lebensspanne von so unterschiedlichen Spezies, wie Wurm und Fliege eben sind, haben. Nicht nur, dass die Lebensdauer einer solch direkten Kontrolle eines biochemischen Weges unterliegt, dieser Mechanismus wurde offensichtlich auch noch in der Evolution beibehalten.

Sie können sich bestimmt vorstellen, wie groß die Begeisterung war, als bewiesen wurde, dass auch bei einem so hoch entwickelten Säugetier wie der Maus dieser Mechanismus die Lebensspanne zu regulieren vermag. Vielleicht sind Sie jetzt nicht so erstaunt und begeistert, wie es die Wissenschaftler bei der damaligen ersten Entdeckung waren, einfach weil ich ja in meiner vorgreifenden Art schon von der vorgeschlagenen Bedeutung von IGF1R-Genvarianten für die Langlebigkeit von 100-jährigen Menschen erzählt habe. Nun, tun Sie jetzt einfach einmal so, als würden Sie das noch nicht wissen. (Wirklich eigenartig, wenn ein Autor seine Leser auffordert, das gerade Besprochene zu ignorieren – aber es soll ja nur für ganz kurze Zeit sein, damit Sie sich noch einmal mit den damaligen Entdeckern gebührend mitfreuen können.) Mäuse, bei denen eine Kopie (auch Mäuse haben von jedem Gen zwei Kopien, in diesem Fall eine von der Mausmutter und eine vom Mausvater) des IGF1-Rezeptorgens gentechnisch ausgeschaltet wurde, haben im Vergleich zu Normaltieren eine verlängerte Lebenserwartung. Bei männlichen IGF1R-Mutationsmäusen liegt sie im Vergleich zu normalen Tieren etwa um 15 Prozent höher, bei weiblichen Mäusen etwa um 30 Prozent. Also auch bei Säugetieren! Schließlich ist der Mensch auch ein Säugetier! Jetzt war der wissenschaftliche Begeisterungsansturm auf Fragen dieser Art nicht mehr zu stoppen, und das ist er bis heute nicht.

Zugegeben, Säugetiere funktionieren aus der Sicht ihrer Gene wesentlich komplizierter als Wurm und Fliege. Aber diese Effekte!

Mittlerweile gibt es bereits eine ganze Reihe verschiedener Studien, die zeigen, dass eine krankheitsfreie Verlängerung der Lebensspannen von etwa 40 Prozent bei Mäusen durch verschiedenste Ansätze erreichbar ist. Manche dieser Ansätze zielen eben darauf ab, den Insulin-Signalweg zu beeinflussen. Es wurden aber auch bereits andere genetische Faktoren von großer Bedeutung für die Lebenserwartung von Mäusen entdeckt. Das hätten Sie nicht gedacht – oder? Verschiedene, ganz gezielte Veränderungen, und die Maus lebt einfach länger. Ich finde das schon sehr beeindruckend.

… aber wie alt maximal?

Ich weiß nicht, ob es Ihnen aufgefallen ist, aber irgendwie haben wir unsere Frage immer noch nicht wirklich beantwortet. Genau genommen müssen wir sogar bezweifeln, dass wir sie richtig gestellt haben – unsere Frage nach der Existenz eines Limits, eines maximalen Lebensrahmens, einer Höchstspanne. Wenn man die bisher immer beobachtete Lebensdauer des Wurms verdoppeln und sogar die der Maus um 40 Prozent steigern kann – und das ist wissenschaftlich experimentell gemacht worden und gilt als erwiesen –, dann könnten sich daraus zwei Schlüsse ziehen lassen:

Es wäre möglich, dass der Lebensrahmen dieser Tiere einfach bisher falsch angenommen wurde. Er ist in der Tat einfach länger, die mögliche, zu erreichende Lebenserwartung ist höher. Bisher wurde sie aber nur noch nicht voll ausgeschöpft. Bestimmte Mutationsstämme des Wurms, der Fliege oder der Maus tun das eben besser. Wir werden noch in diesem Buch davon sprechen, dass beispielsweise rein durch Veränderungen der Umweltfaktoren (etwa Ernährung) auch die bisher postulierte Lebenserwartung bestimmter Tiere dehnbar (und zwar ganz schön dehnbar) ist. Das könnte man zusätzlich begründen, indem man die Entwicklung der durchschnittlichen Lebenserwartung der Menschen betrachtet. Die beschriebene Steigerung der Lebenserwartung in den letzten Jahrhunderten war enorm. Das alles muss aber nicht bedeuten, dass es keinerlei Höchstspanne gibt. Es könnte trotzdem für jedes Tier und für den Menschen solch ein Limit geben, das nicht überschritten werden kann – selbst ohne Erkrankungen und unter optimalen Bedingungen. Es ist nur für alle Organismen, die wir besprochen haben, nun einmal höher als bisher angenommen. Und all die erläuterten wissenschaftlichen Ergebnisse, die wir schon kennengelernt haben (und viele dieser Art werden wir noch besprechen), zeigen nur, dass zum Beispiel ein Wurm mit einer Mutation im DAF-2-Gen in der Lage ist, das einfach besser auszuschöpfen. Er lebt ja schließlich nicht unendlich. Eine maximale Lebenserwartung etwa für den Menschen wäre dann ein Mittelwert mit einer Standardabweichung. Sie wäre angeboren und festgelegt, von Umweltfaktoren nicht wirklich auflösbar. Es stellt sich lediglich die Frage, wie hoch der Mittelwert und wie hoch die Standardabweichung ist.

Es gibt auch viele Wissenschaftler, die die Annahme favorisieren, dass keinerlei Limit dieser Art besteht. Wind in die Segel ihrer Argumentation bekommen sie auch dadurch, dass etwa der Anstieg der Lebenserwartung des Menschen nicht abzuflachen scheint. Genau geführte und groß angelegte statistische Untersuchungen sehen (noch?) keine Verlangsamung des Anstiegs der Lebenserwartung des Menschen. Ein heute in Mitteleuropa geborenes Kind hat schon eine Eins-zu-eins-Chance, seinen hundertsten Geburtstag im Jahr 2108 zu erleben. Rein theoretisch, so wird argumentiert, gibt es schließlich keine Altersgrenze für einen Organismus. Man weiß heute nur noch nicht, was alles getan werden muss und kann, um dem Altern und dem Tod einmal so richtig Einhalt gebieten zu können. Was muss getan werden, um alle Schäden, die im Laufe des Alterungsprozesses in unserem Körper auftreten, immer wieder ordentlich und nachhaltig reparieren zu können? Was muss an reparaturunterstützenden Vorgängen optimiert werden, um die in unseren Zellen anfallenden DNA-Schäden immer sofort wieder ausbessern zu können, bevor sie Schlimmeres (Zellfunktionsverlust oder Krebs) verursachen können?

Wenn aber dann doch Zellen in unserem Körper ihre Funktion verlieren oder gar beginnen, nicht gewünschte Dinge zu machen, dann müssen wir schon parat stehen mit Mitteln und Wegen, unser zelluläres Reparatursystem blitzartig zu aktivieren, um Schlimmeres zu verhindern. Wenn wir das dann alles können, dann werden wir nicht mehr altern? Oder zumindest zwar altern, aber nicht mehr sterben? Der menschliche Körper ist schließlich eine reparable Maschine (wesentliche Reparaturmechanismen haben wir bereits besprochen). Diesem müsste schließlich nur beigebracht werden, besser und für immer zu arbeiten. Also, eigentlich ist jeder Organismus unendlich? Viele der höchstrangigen Wissenschaftler vertreten heute, vor allem auch als Konsequenz der jüngsten wissenschaftlichen Ergebnisse, diesen zwar rein theoretischen, aber irgendwie auch plausiblen Ansatz. Die meisten sagen aber auch gleich dazu, dass es höchst unwahrscheinlich ist, den menschlichen Körper, all seine Zellen, all seine Gene je wirklich so zu verstehen, zu durchleuchten, dass eine Art Unendlichkeit erreicht werden kann. Dafür ist die Sache viel zu komplex.

Man könnte also dieser Meinung folgend sagen, dass der Mensch theoretisch unendlich, aber praktisch endlich ist. Und das wird wahrscheinlich auch immer so bleiben. Dennoch laufen einige gut organisiert und von dieser Theorie beseelt herum mit der Frage auf den Lippen: »Wann wird die Medizin endlich so weit sein, die Theorie in die Praxis umzusetzen? Wann werden wir endlich unendlich?« Ich erzähle Ihnen gleich noch mehr von diesen Leuten, denen ich so gerne zurufen würde: »Hoffentlich nie!«

Ein wenig von diesem Dilemma in dieser Diskussion spiegelt sich in Berechnungen des berühmten amerikanischen Gerontologen Leonard Hayflick wider, von dem wir mittlerweile schon oft gesprochen haben. Er kam zu dem Schluss, dass ein Heilmittel gegen Krebs die Lebenserwartung eines Neugeborenen nur um 3,1 Jahre und die Lebenserwartung eines 65-Jährigen nur um 1,9 Jahre verlängern würde. (Alles vollkommen theoretisch: Ein

Heilmittel gegen Krebs, bei all den verschiedenen Krebsformen, ist so nicht denkbar.) Ein Heilmittel gegen Herzerkrankungen brächte einem Neugeborenen schon immerhin 13,9 und einem 65-Jährigen sogar 14,3 Jahre. Nicht wirklich viel – denken Sie gerade? Hayflick geht aber auch von einer Höchstspanne aus, was eben nicht alle tun. Und wenn – woran würde man dann sterben? Wer will denn überhaupt noch altern und sterben? Oder muss das aus irgendwelchen Gründen sein?

Und noch einmal: Länger jung oder länger alt?

Ich habe Sie gewarnt. Ich spreche es noch öfter an. Wir haben gesagt, dass eine verlängerte Lebensspanne beides bedeuten kann: länger jung oder länger alt. Man könnte wie in Zeitlupe altern – erst später alt werden und dann darum auch schließlich länger leben –, man wäre also länger jung. Es könnte aber genauso gut sein, dass man genauso schnell wie bisher altert, aber dann länger leben kann – man wäre dann einfach länger alt. Langsamer altern oder einfach im hohen Alter länger nicht sterben? Ich wage einmal (und bitte versuchen Sie sich dazu auch ein ganz persönliches Bild zu machen) einen Blick auf die so gestiegene Lebenserwartung des Menschen.

Veränderte sich das Leben so, dass die Menschen länger jung bleiben oder dass sie gleich schnell altern, aber im hohen Alter einfach später sterben? Auf den ersten Blick würde man wahrscheinlich sofort sagen, dass Ersteres zutrifft. Ein 20-Jähriger ist von seiner Entwicklung ein 20-Jähriger, ob um 1900, ob im Jahr 2000. Wenn man gleich schnell altert, egal wie lange die durchschnittliche Lebensspanne ist, würde das bedeuten, dass es heute auch sehr viel mehr Menschen geben müsste als damals, die an den typischen Erkrankungen, die im Alter gehäuft auftreten, leiden: Krebs, Herz-Kreislauf-Erkrankungen, Alzheimer … Und das ist natürlich auch der Fall.

Genauer gesagt ist die beobachtete Zunahme dieser Erkrankungen zum größten Teil auf die gestiegene Lebenserwartung zurückzuführen. Sie meinen, damit sei doch alles klar – man ist einfach länger alt. Ich glaube, mittlerweile muss man auch sagen, dass es beginnt, dass man zusätzlich auch länger jung ist. Es stimmt schon, dass die Embryonalphase, die Fetalphase, die Kleinkindphase, das Eintreten der Pubertät immer noch sehr ähnlich ablaufen und sicher nicht doppelt so lange dauern (was man bei einer auf das Doppelte gestiegenen Lebenserwartung einmal rein theoretisch spekulieren könnte). Andererseits stellt sich uns die Frage, ob ein heute 30-Jähriger nicht auch gewissermaßen »jünger geblieben ist« als ein 30-Jähriger vor 100 oder gar vor 200 Jahren. Ja, dessen bin ich mir ganz sicher. Zurückzuführen ist das auf die Verbesserung all jener Umwelt- und Lebensbedingungen, die für ein gesundes vitales Leben so wichtig sind.

Vielleicht also irgendwie etwas von beidem: länger jung und länger alt? Nur einmal ganz kurz angedacht: Wenn wir könnten, wie wir wollten, würden wir in Zukunft lieber länger jung (vielleicht nicht gerade länger ein Baby) sein wollen, oder genauso schnell altern und dann einfach länger am Leben bleiben wollen? Das sind zwei ganz grundlegend verschiedene Ansätze – aber eben auch wieder doch nicht. Im ersten Fall beeinflussen wir das Altern, im zweiten Fall beeinflussen wir nicht das Altern, sondern lediglich den Sterbezeitpunkt.

Sie meinen, nach all dem, was wir bisher gesagt haben, lassen sich diese beiden Dinge aber nicht trennen – schließlich steigt das Sterberisiko ab dem dreißigsten Lebensjahr exponentiell mit dem Altern? Nur wer das Altern verlangsamt oder aufhält, kann auch das Sterben hinausschieben? Ich gebe Ihnen ja recht, aber genauer müssen wir das schon noch betrachten.

Ein Sinn des Alterns?

Unendliches Leben?

Wir könnten gleich einmal reflexartig rufen: »Altern und Sterben muss nicht sein!« Schließlich gibt es Organismen, die irgendwie unendlich leben. Darüber wollen Sie jetzt aber mehr hören – das habe ich mir gedacht. Wir haben bereits gesagt, dass die Mutationen, die aus einer normalen Zelle eine Tumorzelle machen, wie etwa bei HeLa-Zellen, sie auch irgendwie unendlich machen. Sie bekommen dadurch eine unbegrenzte Zellteilungsaktivität. Sie vermehren sich, solange sie mit Nahrung etc. versorgt werden, immer weiter. Aber es gibt sogar normale Zellen in unserem Körper, die von ihrer Grundfunktion her auch das Potenzial zur unendlichen Zellteilung haben. Stammzellen, Zellen, die sich zu anderen Zellen entwickeln als Teil der Regenerationsfähigkeit unseres Körpers etwa, sollten das können. Da in diesem Buch diesen so besonderen Zellen ein eigenes Kapitel gewidmet ist, will ich hier schon gar nicht mehr weiter vorgreifen. Aber das sind ja auch keine Organismen.

Bakterien können sich so vermehren, dass aus einer Mutterzelle durch Zellteilung zwei werden. Eine etwas sinnlose Frage (oder wenn sinnvoll, dann eher philosophisch als naturwissenschaftlich) beschäftigt sich damit, ob dabei die Mutterzelle sozusagen stirbt, auch wenn es keine Leiche gibt, oder nicht. Faktum ist, dass aus jeder der beiden Tochterzellen wieder durch Zellteilung zwei entstehen.

Handelt es sich hierbei um etwas Unendliches? Gute Frage – schließlich müsste man klären, wann der Beginn und wann das Ende eines »Bakterienlebens« ist. Etwas schwer zu definieren –

und schon könnte man von unendlich reden. Wenn man keine Leiche findet, ist niemand gestorben? Nun, das wäre eher eine Aussage für einen Fernsehkommissar, wie etwa den bayerischen »Bullen von Tölz«, als für einen Wissenschaftler. Vor allem auch, weil sich sogar die umgekehrte Frage manchmal stellt: Kann etwas unendlich sein, obwohl man Leichen findet?

Die aus vielen Gründen besonders interessante mehrzellige Volvox lebt in Pfützen, ist etwa 0,1 bis 1 Millimeter groß und bildet große kugelförmige Kolonien von bis zu Tausenden einzelnen Zellen. Die Kolonien sind oft so ausgebildet, dass sie eine Art Hohlkugel bilden. Bei der Fortpflanzung stirbt jeder Einzelne nach wenigen Tagen. Zuvor aber entstehen noch Tochter-Volvoxe, die ins Innere der Hohlkugel abgegeben werden. Der äußere Anteil der Kugel stirbt dann ab und bildet eine sehr einfache Form einer Leiche. Dieser von den Botanikern Jeffrey Pommerville und Gary Kochert 1981 aufgeklärte Mechanismus läuft immer wieder ab. Sie sagen, da spielt sich nicht wirklich etwas Unendliches ab? Schließlich stirbt hier sogar irgendwie etwas, und man findet auch so etwas wie eine Leiche.

Gut, ich versuche es noch einmal und blicke dazu wieder in Pfützen. Dort nämlich kann man auch ganz kleine vielarmige Wesen mit dem Namen Hydra finden. Dieser Süßwasserpolyp hat ganz erstaunliche Eigenschaften. Einerseits vermehrt er sich, indem kleine Ausstülpungen an ihm selbst noch anhaftend ausknospen, zu neuen Tieren heranwachsen, sich dann vom Muttertier lösen und sich wieder wo festsetzen. So lebt quasi das Tier in vielen Teilen von sich selbst an vielen Orten immer weiter. Man spricht hierbei von asexueller Fortpflanzung (das können wir nicht). Hydra kann sich auch sexuell fortpflanzen (allerdings entspricht das wahrscheinlich nicht ganz den Vorstellungen, die Sie sich gerade machen). Für unsere Diskussion ist wichtig, dass man bei den Individuen, die sich asexuell fortpflanzen, keinerlei Anzeichen von Altern findet. Zusätzlich hat dieses Tier, weil sein ganzer Organismus fast nur aus Stammzellen besteht, eine unglaubliche Regenerationsfähigkeit. Alles was man dem Tier abschneidet, wächst einfach immer wieder nach. Man kann Hydra sogar in viele Stückchen zerschneiden – aus jedem Stück entsteht immer wieder ein komplett funktionstüchtiger Polyp. Faszinierend, nicht? Gibt es also Lebewesen, die dem Tod entkommen? Oder wenn schon nicht dem Tod, so zumindest dem Altern?

Ein Ende mit Sinn?

Warum haben sich Altern und Sterben aber eigentlich in der Evolution bis zum Menschen entwickelt und manifestiert? Das muss doch dann auch einen Sinn haben. Über den Sinn dessen, dass der Mensch altert und stirbt, wurde schon so vieles gedacht, gesagt und geschrieben. Man kann nur einen äußert bescheidenen Versuch wagen, zusammenzufassen. Beginnen muss man mit Charles Darwin (so wie es eigentlich immer als eine Sofortmaßnahme erscheint, ihn zu nennen, wenn das Wort Evolution gefallen ist). Seine Theorie, die er 1859 veröffentlichte (»On the Origin of Species by Means of Natural Selection, or the Preservation of Favoured Races in the Struggle for Life«), beruht darauf, dass bei der Fortpflanzung, wenn Nachkommen entstehen, immer wieder Fehler passieren.

Solche Mutationen im Erbgut können von Vorteil sein. Dann werden sie sich in Folge in der Evolution durchsetzen und zum Fortschritt der Evolution beitragen. Solche Mutationen können aber auch von Nachteil für die Nachkommen sein. Durch Selektion haben diese Nachkommen einen Nachteil, der zum Tod führen kann. Nun, es sterben in dieser heute akzeptierten These alle, nur jene mit vorteilhaften Genen leben länger und besser, und vor allem, was eigentlich der springende Punkt ist, sie pflanzen sich häufiger fort. Es geht nicht notwendigerweise darum, wer stärker, größer, schneller ist, sondern Fitness im Sinne von Evolution bedeutet Fortpflanzungserfolg. Das ist hierbei mit Durchsetzen gemeint. Dadurch entsteht eine positive Selektion auf vorteilhafte Mutationen, die den Fortschritt der Evolution markieren.

Lassen wir es einmal ganz vereinfacht stehen: Damit sich – für das Fortschreiten der Evolution unverzichtbar – vorteilhafte Mutationen durchsetzen können, müssen jene Nachkommen ausgeschaltet werden, die ein weniger vorteilhaftes Rüstzeug haben. Den nachfolgenden Generationen muss zusätzlich einfach allgemein Platz gemacht werden, um fortschreitender Evolution, einer Zunahme an Komplexität nicht im Weg zu stehen. Und das geschieht durch den Tod.

Das mag schon alles sein, es erklärt aber nicht wirklich, warum wir altern. Müssen die Alten sterben, um den Jungen Platz zu machen? Um sozusagen für vorteilhafte Mutationen Platz zu machen, müssten nicht notwendigerweise die Alten sterben, müsste man nicht notwendigerweise altern, um zu sterben. Schließlich ist es aber so, und wir haben detailliert besprochen, dass parallel mit dem Altern das Sterberisiko steigt. Genauer gesagt, sinkt das Sterberisiko des Menschen zwischen null und zwölf Jahren auf ein Minimum, um dann wieder zu steigen und ab dem dreißigsten Lebensjahr exponentiell zuzunehmen.

Wir haben diese Diskussion schon geführt, ich weiß. Und doch muss an dieser Stelle auch noch einmal klargestellt werden, dass lange zu leben (Langlebigkeit) und nicht zu altern (ewige Jugend) zwei paar Schuhe sind, die aber natürlich extrem viel miteinander zu tun haben. Es ist uns bewusst, dass ein nicht alternder Organismus auch sterben könnte. Genauso wie es uns klar ist, dass Langlebigkeit nicht bedeuten muss, dass man jung bleibt. Man könnte dann ja auch sehr lange weiterleben, nachdem man alt geworden ist. Und dann gäbe es noch die theoretische Möglichkeit, zu sagen, ich bleibe für immer jung und sterbe aber auch nie. Selbst wenn man davon ausgeht, dass durch den Tod für die nächste Generation Platz gemacht wird, warum muss man aber altern?

Wie bereits gesagt, gibt es viele verschiedene Theorien, warum Altern in der Evolution entstanden und erhalten geblieben ist. Es wird oft eben aus der Sicht von »Fitness in der Evolution« – also Fortpflanzungserfolg – gesehen. So wird argumentiert, dass Mutationen sich dann für ihre Träger besonders auswirken, wenn sie die Fortpflanzungsfähigkeit beeinflussen. Gemeint sind natürlich auch all jene Mutationen, die etwa zum Tod vor dem oder im fortpflanzungsfähigen Alter führen. Mutationen hingegen, die erst später im Alter wirksam werden, weil sie sich vorher eben nicht nachteilig auswirken, können sich dementsprechend ansammeln, weil der Selektionsdruck darauf einfach nachgelassen hat. Mit der Zeit steigen also nachteilige Effekte an und führen etwa zur zunehmenden Altersmortalität.

Es gibt schon neuere Theorien zur Entstehung des Alterns in der Evolution. Gäbe es keine Begründung aus evolutionstheoretischer Sicht, so wäre Altern schließlich wahrscheinlich schon ausgestorben. Es ist aber, und das habe ich auch schon mehrfach gesagt, nicht möglich, nur annähernd alle Theorien und Gedanken zum Sinn des Alterns zu diskutieren. Irgendeinen Sinn oder eine logische Erklärung gibt es aber – seien Sie versichert.

Professor Thomas Kirkwood, der Direktor des Institute for Ageing and Health der Newcastle University, hat schon vor dreißig Jahren eine These vorgestellt, die heute immer noch viel diskutiert wird. Jede Lebensform muss, damit sie auf diesem Planeten bestehen kann, eigentlich nur ihre Gene, ihre spezifische genetische Information erhalten. Der Organismus ist nur der Überträger. Schließlich muss der Überträger aber nur solange leben, bis er die Weitergabe gesichert, sich also fortgepflanzt hat. Danach sinkt der Selektionsdruck und wird mit dem steigenden Alter und der damit verbundenen sinkenden Reproduktionsfähigkeit irgendwann so gering, dass es sich nicht mehr lohne, viel Energie dafür aufzuwenden, dem Verfall entgegenzuwirken. Nur solange man sich noch nicht fortgepflanzt hat, mache es Sinn, dem Altern Paroli zu bieten. Ist über die Keimzellen (Eizellen und Samenzellen) einmal die genetische Information weitergegeben worden, so wird der Körper mit all seinen Körperzellen überflüssig. Ich weiß, das hört sich irgendwie ungemütlich an. Vor allem für all jene von uns, die bereits Kinder haben. Begrüßenswerterweise, wie gesagt, gibt es viele und auch ganz andere Theorien, die alle irgendwie davon ausgehen, dass das alles irgendeiner Logik folgt, sonst wäre es wohl nicht, wie es ist.

Sex mit Sinn

Dass Sex sinnvoll ist, wissen Sie – das brauche ich Ihnen nicht zu erklären. Ich tue es aber trotzdem, weil ich weiß, dass Sie das jetzt ganz anders gemeint haben als ich. Unendlichkeit wird oft auch dann angesprochen, wenn von asexueller Fortpflanzung die Rede ist. Wenn der Wasserpolyp Hydra sich, wie berichtet, dadurch fortpflanzt, dass kleine Ausstülpungen an ihm selbst noch anhaftend ausknospen, zu neuen Tieren heranwachsen, sich dann vom Muttertier lösen und sich wieder wo festsetzen, dann wird hier geklont. Klone sind genetisch identische Kopien. Schließlich sind die durch Ausstülpung entstandenen Tochtertiere genetisch identisch mit dem Muttertier. Ein Klon ist genetisch irgendwie nicht zu unterscheiden – also Unendlichkeit?

Der Nachteil bei solch einer asexuellen Fortpflanzung ist natürlich der, dass hier keine neuen Varianten entstehen, die durch die Umwelt darauf getestet werden können, ob sie für das (Über-) Leben (höhere Fitness) nicht besser geeignet sind. Das Ganze ist bei Hydra alles kein wirkliches Problem, da sich die Tiere ja auch sexuell fortpflanzen können. Keine neuen Varianten entstehen zu lassen, wäre bei einer stets gleich bleibenden Umwelt vielleicht nicht von so großer Problematik. Aber die Evolution geht eben von Veränderungen in der Umwelt aus. Der Clou der sexuellen Fortpflanzung ist, dass durch Verschmelzung verschiedener Informationen neue entstehen. Ein Kind ist genetisch halb Vater und halb Mutter (Sie wissen schon, das Gute hat das Kind von mir und den Rest von meiner Partnerin/meinem Partner). Und alle

Kinder derselben Eltern unterscheiden sich zusätzlich untereinander, weil sie andere 50-Prozent-Kompositionen mitbekommen (es sei denn, sie sind eineiige Zwillinge). Es wird dadurch also ermöglicht, dass mit jeder Generation neue Variationen ausprobiert werden können. Bei veränderten Umweltbedingungen ist das die Voraussetzung schlechthin, um ein Überleben auf diesem Planeten sicherstellen zu können.

Eine bestimmte Falterart hat den Namen Birkenspanner, weil die Farben ihrer Flügel die Maserung der Rinde des Birkenbaums widerspiegeln. Das dient der Tarnung und dem Schutz vor den natürlichen Feinden. Setzt sich ein Birkenspanner auf die Rinde einer Birke, so ist er optimal getarnt. Vögel können ihn nicht sehen, und er bleibt verschont. Wie oben besprochen, ist auch beim Birkenspanner eine wichtige Konsequenz seiner Fortpflanzung, dass ständig zufällige Mutationen, Genvarianten auftreten. Viele Mutationen haben keinerlei Konsequenz für das Tier. (Wir haben schon etwa vom »Tolerieren« von Mutationen gesprochen.) Andere solche genetische Veränderungen aber führen zum Beispiel zu Veränderungen seines Erscheinungsbildes. So gibt es Mutationen, die zu vollständig schwarzen oder dunkelgrauen Flügeln beim Birkenspanner führen. Es ist schon klar, dass das zu einem Selektionsnachteil führt. Setzt sich solch ein veränderter Falter auf die Rinde des Baumes, so wird er sehr schnell vom Vogel entdeckt und wohl auch gefressen werden.

Und trotzdem ist dieses Beispiel ein Beweis für die Wichtigkeit der Möglichkeit genetischer Veränderungen bei den nächsten Generationen, um bessere Voraussetzungen für ein langes Überleben der Tiere zu gewährleisten. Warum? Nun, was wäre, wenn sich die Umweltbedingungen ändern? Was wäre wohl, wenn in einer bestimmten Region aufgrund der hohen Dichte dort angesiedelter Industrie die Wetterseiten der Birken schwarz vor Ruß werden? Plötzlich ist der schwarze Birkenspanner, der durch Mutation entstanden ist, besser getarnt, und der bisher vorherrschende Typ mit den hellen Flügeln hat den Selektionsnachteil, weil seine natürlichen Feinde ihn jetzt sofort entdecken. Innerhalb von kürzester Zeit wurde beobachtet, dass es in dieser Region viel mehr schwarze Birkenspanner gab, weil der helle Typ durch Selektion ausgesondert wurde und jetzt der schwarze günstigere Lebens- und Fortpflanzungsbedingungen vorfand. Sie erinnern sich, wir haben in diesem Zusammenhang von Fitness im Sinne der Evolution gesprochen. Ich hoffe, ich konnte Ihnen durch dieses einfache Beispiel klarmachen, wie wichtig es ist, durch neue Genvarianten, die bei der Fortpflanzung durch zufällige Mutationsereignisse entstehen, eine Antwort auf sich ändernde Umweltbedingungen entwickeln zu können.

Als ich jene Geschichte genau zur Erläuterung dieser Aspekte einmal bei einem Vortrag bei einer öffentlichen Veranstaltung erzählte, hat nachher bei der darauf folgenden Podiumsdiskussion ein hochrangiger Politiker der Österreichischen Volkspartei (auch die »schwarze Partei« genannt) ganz bestimmt darauf gemeint: »Ich finde das Beispiel mit dem Birkenspanner wirklich faszinierend – das Wichtigste dabei ist, dass die Schwarzen nicht aussterben!« So viel zu einer eventuellen Instrumentalisierung der Wissenschaft.

Sie werden vielleicht jetzt denken: Gut, dass er uns das erklärt hat, aber für den Menschen ist das ohnedies nicht von Relevanz. Säugetiere, zu denen der Mensch nun einmal gehört, pflanzen sich ohnehin nicht asexuell fort, und es entstehen sowieso bei deren Fortpflanzung immer Nachkommen mit einem ganz neuen Set genetischer Anlagen – ein Set eben, das so vorher überhaupt noch nie existiert hat (halb Vater und halb Mutter und ziemlich zufällig). Wir sind also gut gewappnet. Ja, bis zu einem gewissen Grad stimmt das auch so. Allerdings dürfen große Veränderungen in der Umwelt nicht zu schnell kommen. Vielleicht haben Sie schon von der Theorie gehört, dass das Aussterben der Dinosaurier etwas mit ihrem Unvermögen, sich an die Umweltbedingungen einer Eiszeit anzupassen, zu tun haben könnte. Diese Theorie ist es nicht, die mir Sorgen macht.

Aber um auf das Kapitel »Endlich unendlich durch Klonen?« vorzugreifen, muss ich Ihnen an dieser Stelle schon einmal sagen, dass Klone eigentlich genetisch identische Organismen sind. Asexuell fortgepflanzte Hydren sind genetisch identische Klone, und eine Anpassung an sich ändernde Umweltbedingungen wäre, würde für diese Tiere nicht auch eine sexuelle Fortpflanzung existieren, eben schwieriger. Und dass Klonen für Säugetiere nicht existiert, stimmte nur bis zur Geburt des Klonschafs Dolly. Gewisse geringe genetische Unterschiede zwischen Dolly und ihrer Mutter bestanden schon (ich erzähle Ihnen noch davon), aber Sex gab es für dieses Fortpflanzungsereignis keinen. Und die Fähigkeit, auf Umweltbedingungen, die sich ändern, reagieren zu können, ist bei dieser Art der Fortpflanzung massiv eingeschränkt.

Die wissenschaftlichen Ergebnisse rund um Dolly haben die Notwendigkeit von Sex für die Fortpflanzung von Säugetieren neu beleuchtet, dabei aber nicht den Sinn sexueller Fortpflanzung für die Evolution und das Überleben auf diesem Planeten infrage gestellt. Sex soll, darf und kann nicht aussterben. So viel dazu schon einmal an dieser Stelle – auch, um Sie zu beruhigen.

Manche wollen es nicht wahrhaben

Es ist eigentlich egal, auf welche Seite Sie sich werfen, auf die jener, die auch für den Menschen an eine Höchstspanne der Lebenserwartung glauben, oder auf die jener, die meinen, der Mensch sei, theoretisch unendlich, eine reparable Maschine. Schließlich geht kein seriöser Wissenschaftler heute davon aus, dass in naher Zukunft Menschen unendlich leben werden. Auch die, die sagen, dass theoretisch kein Limit existiert, betonen ständig, dass aber in der Praxis ein so grundlegendes Verständnis des menschlichen Körpers, aller seiner Gene und Zellen wahrscheinlich gar nicht möglich ist. Und daraus schließlich ein Konzept an Interventionen zu entwickeln, um für den menschlichen Körper eine permanente Reparatur/Regeneration gewährleisten zu können, die ihm schließlich ein unendliches Leben bescheren würde, ist schon noch unwahrscheinlicher – nein, einfach grundsätzlich unmöglich, weil viel zu kompliziert. So kommen beide Denkrichtungen eigentlich stets zu demselben Schluss: Ein unendlicher Mensch ist unmöglich. Was die gerade eben angesprochenen Durchbrüche hinsichtlich des Klonens von Säugetieren für diese Diskussion bedeuten beziehungsweise eben nicht bedeuten, werden wir noch genau erläutern.

Hier muss aber noch etwas erzählt werden. Man kann diese hitzige Diskussion einfach nicht ignorieren. Es würden nämlich einige gut organisierte Gruppen jetzt gerade massiv Einspruch erhoben haben – spätestens bei der Feststellung, dass es einen unendlichen Menschen nie geben wird. Das wird nämlich mitunter auch ganz anders gesehen. Dass es einen unendlichen Menschen irgendwann einmal geben wird, wird manchmal so gesehen; dass es einen unendlichen Menschen sogar schon sehr bald geben wird, wird eher sehr vereinzelt so gesehen.

Der Mensch ist eine vollständig immer wieder zu reparierende Maschine. Der Mensch wird sehr bald schon aufgrund des ja ohnehin schon belegten enormen Zuwachses seiner Lebenserwartung 150 Jahre lang leben. Wir haben gesagt, dass ein Stopp des Anstiegs der Lebenserwartung aktuell (noch) aus keiner noch so ausgetüftelten Berechnung abzuleiten ist. Und dann lebt der Mensch lang genug, um von alledem, was gerade so intensiv beforscht und entwickelt wird, profitieren zu können, und seine Lebensspanne wird dadurch noch weiter ausgedehnt. Und in gar nicht allzu langer Zeit wird der Mensch als Konsequenz dieser Entwicklung unendlich leben! So wird das Zelt gespannt, unter dem sich gerade eine gar nicht so kleine Gruppe von Proponenten aus verschiedensten Lagern versammelt – man fasst sie gerne unter dem Überbegriff »Immortalisten« zusammen. »Unsinn,

Schwachsinn, Blödsinn!«, wollen Sie rufen. Ich glaube, so einfach geht das auch wieder nicht. Schließlich tun sich sogar die Experten auf diesem Gebiet nicht so leicht dabei, jene Ideen mit ein paar wenigen gut fundierten wissenschaftlichen Sätzen vom Tisch zu wischen. Es ist schon wahr – irgendwie hört sich das nach Science-Fiction an, irgendwie ist es auch Science-Fiction, aber eben mit ein paar Zutaten, die nicht ganz und aller Logik entbehren.

Es ist an dieser Stelle zuerst einmal äußerst wichtig, zu sagen, dass Immortalisten und reine Anti-Aging-Fans sich unterscheiden. Letzteren geht es einmal grundsätzlich darum, jung zu bleiben oder im Alter gesund, fit und vital sein zu können (eben irgendwie ein paar jugendliche Attribute zu behalten). Das hört sich harmlos an, ist aber auch nicht einfach. Den Immortalisten ist das aber nicht genug. Ihnen geht es um das Bezwingen des Todes. Der Mensch soll nicht mehr sterben müssen. Der Tod soll ausgerottet werden. Sie sehen schon, diese Diskussion wird etwas komplexer. Warum?

Wir haben in diesem Buch jetzt schon so oft gesagt, dass es eine klare Korrelation zwischen dem Altern und der Wahrscheinlichkeit, zu sterben, gibt. Ab dem dreißigsten Lebensjahr steigt das Sterberisiko exponentiell an. Das heißt, wer nicht sterben will, wer den Tod ein für alle Mal bezwingen will, darf nicht altern? Er muss also auch das Altern bezwingen? Würde das heißen, Immortalisten zielen auf ewige Jugend, gepaart mit Unsterblichkeit ab? Das ist so, wie wir uns das jetzt denken, vielleicht nicht ganz richtig. Es könnte ja auch das Ziel sein, in einem bestimmten Alter sozusagen stehen zu bleiben. Dieses Alter, oder besser gesagt, der solch einem Alter entsprechende geistige und körperliche Zustand (denn das Angeben und Zählen von Lebensjahren verliert in diesem Konzept natürlich vollkommen an Bedeutung) wird möglicherweise auch langsamer erreicht, aber – ganz wichtig – dann auch nicht mehr verlassen. Für immer, unendlich.

Ein Konzept für die Unendlichkeit des Menschen

Sie können sie ausgeflippt oder gar wahnsinnig nennen – das alles ist ihnen aber egal. Immortalisten mit all ihren verschiedenen abgeleiteten Untergruppen haben schließlich ein Konzept, das sie Ihnen sofort erläutern würden, wenn Sie die Idee eines Wunsches nach Unendlichkeit äußern würden:

1.) Ein oberstes Limit, eine Höchstspanne für die menschliche Lebenserwartung existiert nicht.
2.) Der Mensch ist eine gänzlich reparable Maschine.
3.) Jeder muss heute alle Möglichkeiten ausschöpfen, möglichst lang zu leben, um in den Genuss der aktuellen, bahnbrechenden biomedizinischen Entwicklungen kommen zu können, die ja dann Unendlichkeit garantieren.

Zum ersten Punkt: Wir haben diese Diskussion über ein oberstes Limit detailliert geführt. Hier befinden sich Immortalisten nicht auf so dünnem Eis, schließlich glauben das gar nicht so wenige, darunter viele auch hochseriöse Wissenschaftler.

Zum zweiten Punkt: Der Mensch mag theoretisch eine reparable Maschine sein. Die zwei wesentlichsten aktuell vorgebrachten Gegenargumente betreffen die praktische Umsetzbarkeit und die Psyche des Menschen. Selbst wenn das theoretisch so wäre, so wird es nach der vorherrschenden Meinung der Wissenschaft wahrscheinlich nie gelingen, den Körper des Menschen (mit all seinen genetischen, zellulären Komponenten) je so vollständig zu verstehen. Und schon gar nicht, wie ja bereits gesagt, wird es je möglich sein, Konzepte zur Gewährleistung seiner permanenten vollständigen Reparatur/Regeneration zu entwickeln.

Die psychischen Aspekte, die auch immer wieder mitdiskutiert werden, betreffen die Frage, inwieweit ein menschliches Wesen überhaupt aus psychischer Sicht unendlich leben könnte. Alles sehr theoretisch, aber ich glaube, nicht minder spannend.

Schließlich wäre es nicht mehr möglich, Fragen, wie beispielsweise Beruf, zwischenmenschliche Beziehungen oder Generationskonflikte, mit den bisherigen Herangehensweisen zu diskutieren. Wie hoch würde die Selbstmordrate von Menschen sein, die sonst nur noch durch Autounfälle oder Ähnliches sterben würden? Noch komplexere Fragestellungen, wie Wohnraum- oder Nahrungsmittelbereitstellung für eine immer größer werdende Zahl an Menschen (würde die Zahl immer größer werden oder sich irgendwann irgendwie aufgrund eben anderer limitierender Faktoren einpendeln?), findet man in dieser Diskussion noch nicht, weil man es doch zu sehr für Science-Fiction hält und seine kostbare Zeit all jenen Problemen widmen will, die ja schon in unserer Endlichkeit nicht leicht zu lösen sind.

Und zum dritten Punkt: Was schlagen die Immortalisten vor, was man heute tun kann, um noch lange genug zu leben, damit man noch voll in den Genuss der schließlich durchschlagenden, heute beforschten (aber eben noch nicht ganz fertigen) Ansätze der modernen Biomedizin gegen den Verfall des menschlichen Körpers kommen kann? Hier hört man oft von gewisser Missgunst gegenüber jüngeren, ganz jungen, noch ungeborenen, noch gar nicht einmal der Wunsch der Eltern seienden Menschen. Warum? Die Mehrzahl der Immortalisten geht davon aus, dass es gerade jetzt geschieht, dass gerade jetzt die biomedizinische Forschung an den Lösungen arbeitet und dass die Durchbrüche unmittelbar bevorstehen. Das bedeutet aber auch, dass aus ihrer Sicht ein Wettrennen mit der Zeit entstanden ist. Man muss noch lang genug leben beziehungsweise die Forschung muss schneller arbeiten. Denn sonst sterben jetzt lebende Immortalisten, ehe die Anwendungen der Durchbrüche zur Verfügung stehen, und nur die jüngeren oder gar erst die kommenden Generationen kämen dann erst in den Genuss der Unendlichkeit. Da kann man schon neidisch werden.

Ich möchte an dieser Stelle ganz kurz erklären, warum hier fast öfter das Wort Unendlichkeit als das Wort Unsterblichkeit verwendet wird. Unsterblich wären ja Menschen auch nach Erfüllung aller Wünsche der Immortalisten nicht – schließlich könnten sie immer noch bei einem Autounfall sterben. Daher wird öfter diskutiert, dass der Begriff »Immortal« (also unsterblich) hier ohnedies falsch verwendet würde. Sie wissen vermutlich, was gemeint ist. Unendlich zu sein hilft einem nach einem tödlichen Autounfall auch nicht.

Es muss aber heute auf jeden Fall alles getan werden, so deren Konzept, damit man möglichst alt wird, um im Rennen um die Unendlichkeit bleiben zu können. Und hier kommt alles zur Anwendung, von Vitaminpräparaten und Hungerkuren, von nicht zu viel und nicht zu wenig Sport, von Rauchfreiheit und Alkoholabstinenz (oder eben ganz wenig) bis zu allem, was sonst noch die sogenannte Anti-Aging-Medizin an Mittelchen teuer verkauft. Die im dritten Teil dieses Buches noch kommenden Kapitel »Ein hungriges langes Leben?«, »Ein junges altes Gehirn?«, »Ein glückliches langes Leben?« und »Der richtige Schlaf für ein langes Leben?« beschäftigen sich genau mit der (Nicht-)Wirksamkeit dieser Ansätze, um das Leben des Menschen zu verlängern.

Wobei dazu zu sagen wäre, dass es eine Gruppe gibt, die sogar noch einen Schritt weitergeht. Hat man den aus ihrer Sicht so wichtigen Kampf gegen das Altern und Sterben verloren, so muss das noch nicht heißen, dass man auch schon das Rennen um die Unendlichkeit verloren hat. Die Schlacht ist verloren, aber der Krieg kann noch gewonnen werden – so deren Argumentation. Sie fragen sich, wie das wieder gehen soll? Einfrieren! Die Idee dahinter könnte kaum einfacher sein. Menschen, die heute sterben, weil die Mittel und Wege zur vollständigen Reparatur/Regeneration von diesen lahmen Biomedizinern noch nicht fertig sind, werden eingefroren, um dann, wenn die schlichtweg zu langsamen Wissenschaftler endlich so weit sind, wieder aufgetaut zu werden. Große Stahlbehälter, in denen entweder nur Köpfe oder ganze Menschen, mit dem Kopf nach unten, damit das so wichtige Gehirn im Fall eines Kühlflüssigkeitsverlustes zuletzt angetaut würde, aufbewahrt werden, sind das sichtbare Korrelat dieser Strömung.

Das alles ist nicht mehr ganz neu, und es liegen gar nicht wenige schon seit einigen Jahren in diesem »Dornröschenschlaf«. Das Problem dabei ist nur, dass der Prinz, der sie eines Tages wachküsst, wohl keine richtige Freude mit all der Arbeit haben dürfte, die ihm höchstwahrscheinlich danach dadurch entsteht, das er den Brei, der aufgetauten Erdbeeren ähneln dürfte, entsorgen muss. So prophezeien es ihm zumindest die meisten Experten.

Was aber, meinen die Immortalisten, sind die biomedizinischen Forschungen, die die Ergebnisse zutage bringen werden, die es dann erlauben werden, die Endlichkeit zu bezwingen? Welche Techniken, Interventionen, therapeutischen Ansätze sind die Wegbereiter der Unendlichkeit? Schließlich müssen diese Forschungen ja heute schon schwer am Laufen sein, möchte man deren Ansatz Glauben schenken, dass es sich lohnt, noch einige Jahre zu leben, da man ja dann offensichtlich schon in den Genuss dieser »Unsterblichkeitsfrüchte« kommen kann. Gentherapeutische Ansätze, Klonen, Stammzellen und Tissue Engineering, also Gewebs- und Organherstellungen gepaart mit etwas Nanotechnologie und eventuell im Einzelfall auch Superprothesen sind das Menü, das nach deren Ansicht schon auf der Speisekarte steht, aber einfach, weil die Köche (die Wissenschaftler) zu langsam kochen, noch nicht bestellbar ist, aber bald sein wird, um danach unsterblich das Restaurant verlassen zu können. All das werden wir in den folgenden Kapiteln »Mit Genen das Alter austricksen?«, »Endlich unendlich durch Klonen?«, »Stammzellen – aus alt mach neu?« und »Organe aus dem Labor?« darauf überprüfen, ob sie in Bezug auf Altern oder Unsterblichkeit aber auch nur annähernd halten können, was sich Immortalisten davon versprechen.

Der gleiche Ansatz, nur ein anderes Ziel?

Sie werden sich vielleicht gerade denken, dass das doch eigentlich etwa eigenartig ist. Im ersten Teil des Buches haben wir die molekularen/zellulären Mechanismen des Alterns und des damit einhergehenden steigenden Sterberisikos besprochen. Gut und wichtig. Im zweiten Teil haben wir uns jetzt damit beschäftigt, ob es eine biologische Höchstspanne, ein Limit für unsere Lebenserwartung gibt, ob es Sinn macht, zu altern oder zu sterben; ja, wir haben sogar über den Sinn von Sex gesprochen. Auch gut und sogar sehr wichtig. Aber jetzt sollen wir uns im dritten Teil damit beschäftigen, was alles angeblich getan werden kann, um unendlich zu werden? Sie glauben erstens, so wie die meisten Wissenschaftler auch, dass der Mensch ohnedies nie unendlich wird (Immortalisten hin oder her). Und zweitens: Selbst wenn, Sie haben sich noch gar nicht entschieden, ob Sie überhaupt unendlich werden wollten.

Nun, warum wir das im dritten Teil des Buches tun sollen, nein, tun müssen, ist leicht erklärt. Freilich, das mit der Unendlichkeit läuft für viele weitgehend unter Science-Fiction – nicht ganz unspannend, aber eben Science-Fiction. Was aber die Wissenschaft als seriös, realistisch erreichbar und auch als erstrebenswert ansieht, ist eine moderate Verlangsamung des Alterns!

Man spricht dabei ganz konkret davon, für heute lebende Menschen ein um einige Jahre verzögertes Auftreten mit dem Altern assoziierter Erkrankungen zu erreichen. Es wird dabei oft eine Verlangsamung dieser Ereignisse um etwa sieben Jahre als wahrscheinlichstes Szenario angegeben. Man geht davon aus, dass solch eine Verlangsamung des Alterns genauso viel, unter Umständen sogar mehr bringt als das direkte Eliminieren von Krebs- oder Herzerkrankungen, den häufigsten mit dem Altern verbundenen Todesursachen. Und äußerst wichtig für uns ist – wir sind dabei gemeint. Das Ziel ist schon für heute lebende Menschen erreichbar! Wenn man dabei erfolgreich ist, wird der 50-Jährige der Zukunft das Gesundheitsprofil eines 43-Jährigen von heute (der Vergangenheit) haben; jemand, der dann 60 Jahre alt ist, wird den Gesundheitsstatus von jemandem aufweisen, der heute 53 Jahre alt ist. Mit dem verbesserten Gesundheitsprofil wird natürlich auch ein um sieben Jahre zurückgesetztes Sterberisiko verbunden sein.

Die Veränderungen der medizinischen Möglichkeiten und der persönlichen Lebensweise werden eine gesellschaftliche Veränderung und Akzeptanz zur Folge haben, die diese sieben Jahre nicht nur uns, sondern auch allen darauf folgenden Generationen schenken werden. Und wie sieht das Gesamtkonzept für diese Verlangsamung des Alterns aus? Was alles muss die Medizin parat haben und was alles muss der Einzelne tun, um das zu erreichen? Sie werden vielleicht jetzt gar nicht mehr verwundert sein, dass das die genau gleichen (oder zumindest über weite Strecken äußerst ähnlichen) Ansätze sind, die wir bereits oben bei den Immortalisten besprochen haben. Die richtige Ernährung, wenig Alkohol, nicht rauchen, moderate körperliche Betätigung gemeinsam mit dem gesamten, heute bereits existierenden medizinischen Spektrum und eben zusätzlich mit den neuen und zukünftigen Entwicklungen auf den Gebieten Stammzelltherapie, Tissue Engineering, medizinische Genetik etc. werden die Mischung sein, die das Altern verlangsamen kann. Und da dafür die Ansätze ähnlich sind, auch wenn eben in keinster Weise dabei von Unsterblichkeit die Rede ist, müssen wir all diese Dinge auf ihren Nutzen untersuchen. Was bringt welcher Ansatz heute schon, was kann welcher Ansatz vielleicht morgen bringen, und was wird welcher Ansatz nie bringen? Darum geht es im dritten Teil dieses Buches.

Und letztlich noch einmal ganz kurz: Länger jung oder länger alt?

Die so starke Assoziation zwischen Altern und Sterberisiko ist uns allen, einschließlich der Immortalisten klar. Ich denke aber, die beiden Ansätze, die wir oben besprochen haben, gehen eventuell doch von etwas verschiedenen Seiten an die Sache heran. Die

Immortalisten wollen nicht mehr endlich sein, sie wollen nicht sterben, sie wollen unendlich sein. Natürlich wissen sie, dass ein guter, der beste Weg dorthin die Verlangsamung des Alterns ist. Verlangsamt man das Altern so stark, dass es zum Stillstand kommt, gibt es keinen natürlichen Grund mehr, zu sterben. So einfach ist der Weg zur Unendlichkeit freilich nicht. Einerseits gibt es auch jede Menge Erkrankungen, die nicht mit dem Alter assoziiert sind und an denen man auch »jung geblieben« sterben kann. Andererseits gibt es auch viele nicht natürliche Todesursachen. Und doch, die Idee dahinter scheint deutlich. Klar ist aber, wenn Sie einen Immortalisten danach fragen würden, er Ihnen sicher antworten würde, dass es ihm lieber ist, länger beziehungsweise unendlich jung als länger beziehungsweise unendlich alt zu sein. Unendlich aber auf jeden Fall.

Die Gerontologen, die davon ausgehen, dass es ein realistisches Szenario ist, das Altern um einige Jahre (wie viele genau kann man schließlich noch nicht vorhersagen) zu verlangsamen, zielen auf den Gesundheitsstatus des Menschen ab. Sie wollen letztendlich erreichen, dass ein 50-Jähriger das Gesundheitsprofil eines vielleicht etwa 40-Jährigen hat. Sie haben sicher schon bemerkt, worauf ich hinaus will. Hier ist das eigentliche Ziel, aus Gesundheitsgründen (die schließlich auch mit gesellschaftlichen, ökonomischen etc. Vorteilen verbunden sind) das Altern hinauszuzögern. Irgendwie also geht es darum, nach medizinischen Gesichtspunkten jung zu bleiben. Dass man dadurch wird länger leben können, ist eine damit verbundene Konsequenz, aber nicht das eigentliche Ziel.

Altern –
kann man wirklich etwas dagegen tun?

Mit Genen das Alter austricksen?

Was könnte damit gemeint sein? Dass die Lebensdauer genetische Komponenten hat, haben wir bereits detailliert besprochen und etwa mit den unterschiedlichen Lebensspannen verschiedener Tierspezies untermauert. Außerdem haben wir gehört, dass man heute davon ausgeht, dass die individuelle Lebenserwartung nur zu einem gewissen Anteil von den Genen des Menschen abhängt. Sie ist vielleicht nur zu 20 Prozent genetisch determiniert. Andererseits haben wir aber auch davon gesprochen, dass bereits einige Gene des Menschen entdeckt wurden, die hierbei eben vielleicht eine Rolle spielen könnten – HLA-Gene, Insulin-like growth factor 1 receptor (IGF1R), das Gen für den Glukokortikoidrezeptor, die Variante des Apolipoprotein-Gens APO E2 –, und es werden ständig mehr. Es findet aktuell eine Vielzahl großer internationaler wissenschaftlicher Anstrengungen statt, um noch mehr über die eventuell besondere Genetik von 100-Jährigen zu erfahren. Und letztendlich all die Ergebnisse mit den Mutationsstämmen etwa des Fadenwurms oder der Fliege oder auch die Ergebnisse genetischer Studien über die Maus!

Schon klar, wir haben gesagt, dass das alles nicht so einfach auf den Menschen übertragbar ist. Aber rechtfertigen all diese Forschungsergebnisse nicht die Frage, ob man denn nicht auch bereits beim Menschen Mittel und Wege kennt, genetische Veränderungen vorzunehmen? Wie gut funktionieren die? Und selbst wenn das heute eben so noch nicht klappt, kann man sich davon etwas in Zukunft erwarten – gar etwas Lebensverlängerndes?

Wir haben schon von der so eindeutigen Assoziation zwischen Altern, Auftreten von Erkrankungen und Sterberisiko gehört. Aber sind nicht so manche dieser Erkrankungen auch von unseren Genen mitbestimmt? Wäre es nicht wichtig, möglichst viel durch das Lesen in unseren Genen darüber zu erfahren, zu welchen Erkrankungen man besonders neigt? Wäre nicht eine auf mein diesbezügliches genetisches Rüstzeug abgestimmte Lebensweise ein gutes Mittel gegen Altern beziehungsweise eventuell sogar gegen frühzeitiges Sterben? Diese beiden grundlegend verschiedenen Fragen sind gut gestellt. Sehen wir uns einmal mögliche Antworten darauf an.

Die Gene eines Menschen verändern?

Man kann die Gene von Säugetieren verändern – ja. Das muss schließlich auch so sein, weil wir ja bereits gehört haben, dass Mäuse hergestellt werden, bei denen bestimmte Gene ganz spezifisch von außen und durch Menschenhand gentechnologisch verändert wurden. Aber wie geht das? Und funktioniert das auch beim Menschen?

Man unterscheidet bei diesen genetischen Verfahren solche, die nur Körperzellen betreffen, von solchen, die auch die Keimbahn betreffen. Vielleicht einmal das Letztere. Bei den gentechnisch veränderten langlebigen Mäusen war das Erbgut aller Zellen der Maus einschließlich der Keimzellen (Ei- oder Samenzellen) verändert. Das erreicht man, indem man das Gen so früh in den Embryo der Maus einbringt, dass eben schließlich dann (fast) alle Zellen auch betroffen sind, die sich in Folge noch auf dem Weg zur ausgewachsenen Maus entwickeln werden (beziehungsweise man zielt darauf ab, dass das zumindest in den nächsten Mäusegenerationen der Fall ist). Es wird auch die Keimbahn verändert sein.

Das scheint ja noch klar. Aber wie bringt man denn überhaupt ein Gen hinein? Oder wer bringt dieses Gen überhaupt hinein? Im Fall der Mausexperimente gibt es dafür den Ansatz, sehr frühe embryonale Mausstammzellen (was Stammzellen genau sind, darüber sprechen wir noch, ich muss Sie noch einmal, allerdings nur mehr bis zum übernächsten Kapitel, vertrösten) mit dem Gen auszurüsten, indem man über genetische/biochemische Verfahren das Gen in deren Erbgut integriert. Danach werden diese Zellen in den ganz frühen Embryo eingebracht und übernehmen dort wichtige Funktionen, wodurch sie während der Weiterentwicklung bis zur vollständigen Maus oft fast ganz, auf jeden Fall sehr stark, das Ruder im Körper des Tieres übernehmen. Und schon hat das so entstandene Tier ein von außen eingebrachtes oder ein von außen verändertes Gen. Genetiker studieren dann an diesem Tier die Auswirkungen dieser genetischen Veränderungen, mit dem Ziel, herauszufinden, was genau für eine Rolle dieses Gen für den Organismus und seine Entwicklung spielt.

Gene im Insulin-Signalübertragungsweg zu beeinflussen, veränderte die Lebenserwartung der Mäuse enorm. Hört sich einfach an – war es aber nie und wird es nie wirklich sein. Dafür muss man embryonale Mausstammzellen erst einmal züchten können, man muss sich sehr gut mit der Embryologie von Säugetieren auskennen, man muss sehr gut in der Genetik Bescheid wissen etc. – schließlich wurden erst im Jahr 2007 die Entwickler dieser Technologie, Professor Mario Capecchi, Professor Oliver Smith und Professor Martin Ewans, mit dem Nobelpreis für Medizin dafür geehrt. Etabliert wurde diese Technologie schon vor geraumer Zeit – der Nobelpreis kam also relativ spät.

Solche Ansätze, die auch die Keimbahn betreffen, beim Menschen zur Anwendung zu bringen, werden allerdings heute aus vielen guten Gründen international abgelehnt. Es besteht breiter Konsens darüber, dass diese Verfahren ein hervorragendes Mittel sind, Grundlagenwissenschaft etwa an der Maus zu betreiben. Ihrer Anwendung am Menschen stehen aber noch (vielleicht auch für immer) viele ungelöste Probleme im Weg. Man könnte wahrscheinlich niemals vollständig die genauen Auswirkungen solcher Eingriffe auf das einzelne Menschenleben voraussagen. Ergebnisse von anderen Säugetieren zu übertragen, ist nur bedingt möglich. Zusätzlich ist die dabei gewollte Integration des Gens, das von Interesse ist, in das Erbgut des Organismus auch immer mit dem Risiko verbunden, dass dabei ein anderes Gen oder sogar mehrere wichtige Gene ge- oder zerstört werden. Es ist schon jedes Mal ethisch gut zu begründen, wenn man solche Experimente an Tieren durchführen möchte. Am Menschen sind Eingriffe in das Erbgut eines gesamten Individuums, ohne präzise vorhersagen zu können, was genau passieren wird, abzulehnen. So wird das international heute gesehen.

Die Idee dahinter wäre Ihnen aber auch im Zusammenhang mit dem Altern klar? Findet man heraus, dass eine bestimmte Variante eines Gens (jeder hat alle Gene, aber jeder hat individuelle Varianten davon) mit Langlebigkeit assoziiert ist, so könnte das Ziel sein, den Menschen schon in seiner Embryonalphase (eben ähnlich wie bei der Maus) damit auszustatten. Selbst aber wenn diese Technik einmal so grundsätzlich weiterentwickelt werden könnte, dass alle technischen Probleme ausgeräumt wären, ergäben sich durch solche Keimbahntherapien am Menschen immer noch viele ethische Probleme. Wer bestimmt über den noch ungeborenen Embryo in seiner frühesten Phase, was er einmal alles an genetischen Veränderungen tragen soll? Was würde man überhaupt erlauben, zu verändern?

Wir reden hier vom Altern. Was noch ist von Genen mitbestimmt und wäre dadurch beeinflussbar? Warum spreche ich hier nur von beeinflussbar und nicht von bestimmbar? Weil der Mensch ohnedies nicht auf seine Gene reduziert werden kann und darf. Wir sind nun einmal – und so wird es immer bleiben – ein Produkt des Wechselspiels aus Genetik und Umwelt. Und über die Umwelt von morgen wissen wir heute auch nichts. Ich halte es sogar für äußerst wahrscheinlich, dass Genvarianten, die heute für Langlebigkeit förderlich sind, in einer zukünftigen, sich verändernden Umwelt sogar von Nachteil für eine hohe Lebenserwartung sein könnten. Genvarianten, die unter den einen Umwelteinflüssen das Altern verlangsamen, sind vielleicht in der Lage, unter anderen Umwelteinflüssen das Altern sogar zu beschleunigen. Geben Sie mir schon recht?

Gerade da wir in diesem Buch schon so ausführlich darüber gesprochen haben, dass unsere Lebenserwartung so enorm von Umweltfaktoren, wie etwa Rauchen, Alkohol, Ernährung, körperliche Ertüchtigung etc. abhängt, muss uns klar sein, dass jede genetische Variation eben auch nur im Wechselspiel mit der richtigen Umwelt solche oder sonst eventuell sogar entgegengesetzte Auswirkungen haben kann. Konkret meine ich, dass es sein könnte, man käme auf die Idee, Menschen mit bestimmten Genvarianten auszustatten, weil die genetischen Untersuchungen an Tiermodellen so überzeugend waren. All diese Menschen werden dann aber an verschiedenen Stellen unseres Planeten leben – nicht im gleichen Klima, mit anderen Ernährungs- und Lebensgewohnheiten. Geben Sie mir jetzt recht?

Ich lege sogar noch nach. Ein genetischer Keimbahneingriff beim Menschen würde nicht nur diese eine Person, sondern auch alle ihre Nachkommen betreffen, weil er schließlich ja auch die Keimzellen betreffen und daher auf alle kommenden Generationen vererbt würde. (Es wäre grundsätzlich auch möglich, solche Eingriffe so vorzunehmen, dass sie zwar den einzelnen gesamten Organismus betreffen und trotzdem nicht an die nächste Generation weitergegeben würden.) Ziehen wir ein Resümee: Genetische Keimbahneingriffe am Menschen – aus heutiger Sicht ein klares Nein, und was man in Zukunft damit machen wollte, wenn alle technischen Probleme wirklich einmal behoben wären, müsste man sich trotzdem mehr als gut überlegen.

Teile des Körpers genetisch verändern?

Vielleicht etwas anders wäre die Sache gelegen, würde man den genetischen Eingriff auf jene Gewebe, Organe, Körperteile beschränken, die uns auf dem Weg zu einem gesunden, vitalen und fitten Altern Probleme machen (können). Was meine ich jetzt wieder damit?

Erinnern Sie sich noch an meine »zellbiologischen«, »genetischen« und/oder »biochemischen« Fußballkollegen? Erinnern Sie sich noch an deren äußerst brutale und jeden Charme und jedes Mitgefühl vermissen lassende Analyse meiner alternden Fußballleistungen? Aus ihrem aus meiner Sicht äußerst subjektiven Blickwinkel habe ich meinen spritzigen Antritt verloren, weil meine Muskeln bereits anfangen, zu degenerieren. (Sie haben an dieser Stelle sogar eingeworfen, dass meine Muskeln zwischen dem 30. und 70. Lebensjahr um ein Viertel degenerieren! Was soll das? Ist das nett?)

Meine Gelenke versteifen angeblich bereits langsam, weil meine Knorpelzellen verschleißen, was mittlerweile dazu führt, dass ich ständig vergeblich versuche einen Kopfball zu erhaschen, ähnlich aussichtslos wie die Ameise im Kampf gegen den Elefanten. (Ein Elefant steigt in einen Ameisenhaufen. Völlig erbost klettert die kleine Ameise Markus daraufhin den Hals des Elefanten hinauf, angetrieben von den unterstützenden Zurufen der Kollegen: »Markus – würge ihn!«) Ich falle angeblich deshalb immer so ungeschickt, weil ich auch Angst davor habe, dass meine mürbe gewordenen Knochen mein Gewicht nicht mehr aushalten (mit »Feder im Wind« haben sie doch mein Körpergewicht gemeint, oder haben Sie das irgendwie anders verstanden?). Meine Reflexe sind nicht mehr die alten, weil angeblich so manche meiner Nervenzellen bereits das Zeitliche gesegnet haben, aus elf Metern Entfernung treffe ich das Tor nicht mehr, weil meine Sehkraft nachgelassen hat, und den Schiedsrichterpfiff höre ich angeblich auch nicht mehr. Alles Unterstellungen! Und doch: Von der wissenschaftlichen Meinung dieser meiner Kollegen halte ich viel mehr als von ihren Fußballkünsten.

Es ist also vielleicht etwas dran an dieser Verschleißanalyse meines Körpers. Schön, aber wie könnten mir (wenn ich das wollte, und seien Sie versichert, ich will nicht) genetische Eingriffe bei diesen fußballtechnischen Problemen, die durch das Altern eingetreten sind, helfen? Zwei Fragen muss man sich in diesem Zusammenhang stellen: 1.) Wie würde man denn Gene in meinen Körper (und sogar noch an die richtige Stelle) bringen, die mir da helfen könnten? 2.) Gibt es schon Gene, die da von Interesse sein könnten?

Um das erste Problem zu lösen, benutzt man einen auf den ersten Blick simplen, bei genauerem Hinsehen aber doch recht komplizierten Trick. Man sagt einem Virus, es soll diese Arbeit übernehmen – es soll ein Gen, natürlich nicht irgendein Gen, sondern DAS Gen, nehmen und in meine Körperzellen einbringen. Viren tun das eigentlich immer (nur für wen ist das üblicherweise von irgendeiner Hilfe?). Sie infizieren Zellen des Körpers. So lösen sie Schnupfen aus, oder Fieberblasen (Herpes), oder … Ja, aber halt, das will ich alles eigentlich gar nicht! Also müssen diese Viren zuerst verändert werden, damit sie eben keinen Schnupfen, keine Fieberblasen und auch sonst nichts mehr in meinem Körper auslösen. Das kann man. Das macht man gentechnologisch an den Labortischen dieser Welt schon mit lang entwickelter Routine.

Das hilft mir aber noch nicht beim Fußballspielen. Dafür müsste man diesem Virus zuerst noch das Gen, von dem man eventuell Hilfe erwarten kann, mitgeben. Auch das kann man. Und auch das macht man gentechnologisch an den Labortischen dieser Welt schon mit lang entwickelter Routine. Das Virus ist am Ende also so verändert, dass einerseits eigene genetische Anlagen so beeinflusst wurden, dass es eben keinen Schnupfen, keine Fieberblasen mehr auslöst, und dass es andererseits ein Gen des Menschen in einer Variante trägt, von der man erhofft, dass es mit dem Altern verbundene Verschleißerscheinungen hemmen kann.

Welche Gene, welche Varianten davon sollte mir das Virus denn wo in meinem Körper hinbringen? In der Tat gibt es dafür wirklich viele Möglichkeiten. Sie werden es nicht glauben – es gibt sogar so viele solcher möglichen Ansätze, dass es gänzlich aussichtslos wäre, würde man eine Übersicht darüber geben wollen. Ich muss ein Beispiel wählen, um Ihnen klarzumachen, was da möglich wäre. Fangen wir einfach bei dem ersten Kritikpunkt meiner »Fußballfreunde« an. Mein Antritt ist also nicht mehr spritzig (so, so). Meine Muskeln haben bereits begonnen, zu degenerieren, und sie werden das bis zu meinem siebzigsten Lebensjahr sogar insgesamt um ein Viertel tun.

Also gut, gibt es Gene, von denen wir wissen, dass sie im Muskelabbau (ob nun altersbedingt oder ganz allgemein) beteiligt sind? Ja! Der Wachstumsfaktor Myostatin lenkt etwa den Muskelabbau. Immer wenn die Konzentration dieses Wachstumsfaktors hoch ist, gibt es wenig Muskelmasse. Bei Mäusen, bei denen das Gen dafür durch die oben bereits beschriebene Technologie kaputt gemacht wurde, tritt ein äußerst starkes Muskelwachstum auf. Es gibt Rinderrassen, die bestimmte Mutationen im Myostatin-Gen haben und deshalb aussehen wie der Bizeps dieses kleinen Matrosen Popeye, unmittelbar nachdem er Spinat (oft erstaunlicherweise über seine Pfeife) zu sich genommen hat. Bloß dass diese Rinder am ganzen Körper so aussehen. Beruhigen Sie sich, ich rede ja nicht von einem Keimbahneingriff bei mir – das hatten wir ja schon abgelehnt. Ich rede davon, dass es mir vielleicht helfen könnte, durch »eine gezielte virale Infektion« in bestimmten meiner Muskeln die Myostatinfunktion zu hemmen – ein Gegenspieler also.

Sie fragen sich, warum ich es mir nicht viel einfacher mache und so wie Popeye auch Spinat esse? Nun, die Frage, ob und wie sehr Spinat gesund ist, hat ja offensichtlich ganz allgemein auch etwas mit dem Alter zu tun, aber mehr in dem Sinn, dass es augenscheinlich vom Alter abhängt, ob man daran glaubt oder nicht. Die Eltern glauben es, Kleinkinder meist nicht. Spaß beiseite. Eine ganz aktuelle Studie von Forschern aus den USA hat kürzlich eine genaue Analyse von Spinat vorgenommen. Dieses Zerlegen des Spinats in seine Bestandteile brachte ein darin beinhaltetes Pflanzenhormon zutage, das chemisch den menschlichen

Steroiden stark ähnelt. Spinat soll nach den Ergebnissen dieser Untersuchungen sogar bis zu einem gewissen Grad ähnlich wie Anabolika wirken – es lässt die Muskeln wachsen. Die Forscher haben das natürlich weiter untersucht. Diese Spinatsubstanz bringt Muskelzellen in der Kulturschale dazu, sich um 20 Prozent mehr oder schneller zu teilen. Gibt man diese Substanz Ratten ins Futter, so steigert das nachweislich ihre Kraft in den Vorderpfoten – so die Ergebnisse dieser Studie. Sie meinen, Sie haben das schon immer gewusst, aber ich soll einmal bei nächster Gelegenheit mit Ihren Kleinkindern darüber sprechen?

Wäre es denn auch möglich, eine große Menge eines Gens, das den Muskelaufbau fördert, in meine Muskeln einzubringen? So könnte ich doch meiner Muskeldegeneration entgegenwirken. Was käme denn da infrage? Es ist noch gar nicht so lange her, dass Genetiker in Großbritannien den Faktor identifiziert haben, der Muskelzellen wachsen lässt, wenn man Muskeltraining betreibt. Mechano Growth Factor ist sein Name, und in die Beinmuskulatur etwa von Mäusen eingebracht, bewirkt das entsprechende Gen, dass die Muskulatur um 25 Prozent anwächst! Jetzt muss ich mich eigentlich nur noch fragen, in welche meiner Muskeln Viren dieses Gen bei mir einbringen sollen, damit ich beim nächsten »Kickerl« meine »Freunde« überraschen kann? Warum nicht?

Und schon wieder möchte ich Ihnen eine ganze Reihe von Gründen nennen, die klar dagegen sprechen. Erstens weiß man noch nicht, wie man gewährleisten soll, dass letztendlich nicht zu wenig oder (vielleicht sogar noch schlimmer) zu viel davon in meinen Muskelzellen auftaucht. Es ist noch kaum möglich, die Menge oder aber auch die Dauer der eingebrachten Genaktivität nach der Virusinfektion zu steuern. Man kann noch nicht effizient verhindern, dass nicht zusätzlich andere Zellen (Zellen, die nicht zu meinen Muskeln gehören) auch vom Virus infiziert werden. Sie erinnern sich, dass wir gesagt haben, dass jeder Zelltyp unseres Körpers nur ganz bestimmte Gene der insgesamt vielleicht etwa 30 000 Gene des Menschen aktiviert, benutzt. Was also, wenn plötzlich Zellen in meinem Körper Mechano Growth Factor haben, die ihn wirklich nie und nimmer haben sollten? Mit welchen Nebenwirkungen hätte ich zu rechnen? Ich glaube, man müsste auch mit dem Schlimmsten – etwa der Entstehung von Tumoren – rechnen. Sie sehen also, ich würde nicht wissen, ob und wie lange es überhaupt hilft, und hätte mit fatalen Nebenwirkungen zu rechnen. Das ist der aktuelle Stand der Wissenschaft.

Solche gentherapeutische Ansätze (man spricht auch von somatischer Gentherapie, weil hier im Gegensatz zu den oben besprochenen Keimbahneingriffen nur Körperzellen betroffen sind) als Therapie bei bestimmten genetischen Erkrankungen des Menschen haben in jüngster Vergangenheit schwere Rückschläge erlebt. Das klappt alles noch nicht so wie es soll, und die Nebenwirkungen scheinen nicht im Griff. Und trotzdem, gerade im Zusammenhang mit bestimmten genetischen Erkrankungen setzt die Wissenschaft sehr große Hoffnungen auf diese Technologie. Es ist noch viel Forschungsarbeit und Weiterentwicklung notwendig, aber es erscheint auf keinen Fall aus heutiger Sicht unrealistisch zu sein, dass wir uns gerade auf eine Epoche zu bewegen, wo dieser Ansatz einen enorm wichtigen und erfolgreichen Teil des therapeutischen Spektrums in der Humanmedizin darstellen wird. Ich denke, dass auch durchaus absehbar ist, dass bei der Anwendung somatischer Gentherapie im Kampf gegen genetische Erkrankungen die ethischen Pros gegenüber den Kontras am Ende überwiegen werden.

Nicht unbedingt so sehe ich das in unserem Zusammenhang. Ein Zukunftsszenario, einmal angenommen und alles klappt, es ist bereits perfekt überprüfte und weit angewandte Routine ohne irgendwelche Nebenwirkungen, was würden denn meine Fußballkollegen dazu sagen, wenn ich mich genetisch gedopt hätte? Was würde man im Sport, aber auch im Alltag befürworten, was würde man absolut ablehnen? Wie weit würden wir diese Technologie in unseren täglichen Alltag Einzug finden lassen? Wer würde sagen, was erlaubt und was verboten sein sollte? Wie weit würde das, wenn auch nur für eine Generation, da ja eine Vererbung bei diesen somatischen Eingriffen grundsätzlich einmal nicht vorgesehen ist, den Menschen verändern? Wie weit wollen wir das bei uns selbst, und wie weit würden wir das bei anderen akzeptieren? Es ergeben sich noch unzählige zusätzliche Fragen daraus, und schon schieße ich den Fußball wieder ganz beruhigt neben das Tor, erwische ich schon wieder den Kopfball nicht.

Aus den Genen lesen

Wir haben im ersten Teil dieses Buches darüber gesprochen, dass die Auftretungswahrscheinlichkeit von vielen Erkrankungen mit dem Alter stark zunimmt. Die meisten der Erkrankungen, die wir in diesem Zusammenhang durchgenommen haben, werden ganz wesentlich von Umweltfaktoren bestimmt. Gleichzeitig gilt aber für die meisten dieser Erkrankungen, dass genetische Komponenten, die man bereits von Geburt an mit sich trägt, auch von Relevanz sind. Dies gilt etwa für viele Herz-Kreislauf-Erkrankungen genauso wie für so manche Krebserkrankungen (die ja auch die häufigsten Todesursachen im mittleren Alter sind), das gilt für Erkrankungen der Atemwege wie auch für manche Augenerkrankungen, um nur einige Beispiele zu nennen. Viel ist über den Zusammenhang zwischen genetischen Anlagen und dem Auftreten bestimmter Erkrankungen im Alter schon bekannt, noch viel mehr werden wir bald wissen.

Wenn man darüber aber aus wissenschaftlicher Sicht Bescheid weiß, sollte man nicht darüber nachdenken, bereits bei jungen Menschen entsprechende genetische Untersuchungen durchzuführen, um sie optimal über spezifische, individuelle, eventuell gegenüber der Normalbevölkerung erhöhte Wahrscheinlichkeiten aufklären zu können? Anders gefragt: Könnte es noch jungen Menschen etwas bringen, über mögliche individuelle genetische

Risiken für eine höhere Auftretungswahrscheinlichkeit von Erkrankungen, die mit dem Alter assoziiert werden, Bescheid zu wissen? Ja, aber. Vielleicht erkläre ich einmal anhand eines Beispiels. Bei einem gewissen Teil von Brustkrebspatientinnen war schon seit ihrer Geburt ein erhöhtes Risiko dafür in ihren Genen angelegt. Die Brustkrebsgene BRCA1 und BRCA2 hat jeder Mensch, auch Männer. Bestimmte mutierte Varianten davon können jedoch zu familiären Häufungen von Brustkrebs führen. Kommt eine Frau in solch einer Familie mit einer entsprechenden Mutation zur Welt, so ist ihr Risiko, im höheren Alter (manchmal leider sogar auch noch in relativ jungem Alter) an Brustkrebs zu erkranken, um ein Vielfaches gegenüber der Normalbevölkerung erhöht. Sollte also bei einer noch jungen, nicht erkrankten Frau durch eine entsprechende Gendiagnostik eine Mutation gefunden werden, so ist ein engmaschiges Netz an entsprechenden Vorsorgeuntersuchungen (Ultraschall, Mammografie …) unbedingt zu empfehlen. Diese Vorsorgeuntersuchungen sind ein wichtiges und effizientes Instrument im Kampf gegen diese Krebserkrankung bei jenen Patientinnen.

Man muss jede Art von Untersuchungen auf genetische Anlagen für Erkrankungen des höheren Alters, gegen die man etwas tun kann, als legitim und überlegenswert betrachten. Vieles gäbe es hier aber hinzuzufügen. So manches findet in einem Buch wie diesem Platz. (Mehr findet man in der am Ende angeführten Literatur.) Alles wird man vermutlich ohnedies schwer bedenken können, weil so viele individuelle Ansichten und Interessen bei diesen Fragen mitspielen. Grundsätzlich einmal sinnvoll sind wahrscheinlich all jene genetischen Untersuchungen, aus denen eine vorbeugende oder therapeutische Konsequenz gezogen werden kann!

Was aber, wenn der Test keine hundertprozentige Aussage darüber erlaubt? Viele solcher Tests haben nur das Potenzial, Wahrscheinlichkeiten darüber zu vermitteln, mit denen ein Ereignis, eine Erkrankung im höheren Alter auftritt. Entdeckt der

Test bei mir schließlich bestimmte Genvarianten (viel öfter werden nämlich viele verschiedene Genvarianten gleichzeitig analysiert), von denen man aus wissenschaftlichen Studien weiß, dass sie mit einer höheren Wahrscheinlichkeit für das Auftreten von Herz-Kreislauf-Erkrankungen, bestimmten Krebserkrankungen etc. assoziiert sind (das sind ja nicht nur mit dem Altern assoziierte Erkrankungen, sondern auch die häufigsten Todesursachen im höheren Alter), stellt sich unmittelbar die Frage nach der medizinischen Konsequenz. Das heißt nicht, dass solche Tests nicht auch von großem Nutzen sein können oder sind. Es ist nur wichtig, dass die Untersuchten das Ergebnis solcher Tests mit den richtigen Experten diskutieren können.

Natürlich erscheint es als sinnvoll, mit entsprechenden Lebens-, mit entsprechenden Ernährungsgewohnheiten oder, wenn ärztlich begleitet, eben auch mit den entsprechenden Vorsorgeuntersuchungen und Medikamenten seinen spezifischen individuellen genetischen Anlagen für Erkrankungen im höheren Alter schon früh entgegenwirken zu können. Es kommt ganz sicher auf uns zu, dass solche Untersuchungen und die entsprechende daraus resultierende medizinische Beratung und dann logischerweise gefolgt von der richtigen medizinischen Betreuung einen wichtigen Beitrag für den so unverzichtbaren Schritt in Richtung vorbeugende (statt eben nur therapierende) Medizin bilden. Selbstverständlich wird all das auch einen wichtigen Beitrag dazu leisten, gesund, fit und vital alt (und sicher auch eines Tages ein wenig älter) zu werden. Dafür muss letztendlich aber sichergestellt sein, dass alle Untersuchten Zugang zu den so notwendigen damit verbundenen Beratungen durch Experten haben.

Ich erwähne das deshalb an dieser Stelle mit solchem Nachdruck, weil man gerade einen ganz enormen internationalen Zuwachs an solchen »Gentests aus dem Internet« verzeichnen kann. Man bestellt hierbei über das Internet ein Briefkuvert, das ein Stäbchen mit einem Kopf aus Watte beinhaltet. Damit reibt man an der Innenseite seiner Mundhöhle und sendet die so gewonnenen Zellen in der Watte an die Firma zurück. Dort werden dann jene Tests durchgeführt, für die man sich eben interessiert. Ich glaube nicht, dass in den Labors dieser Firmen nicht das für solche Tests so notwendige Qualitätsmanagement penibel eingehalten wird. Ich glaube nicht, dass diese Tests schlecht gemacht werden. Es ist eigentlich nur wichtig, dass die Untersuchten mit den Ergebnissen daraus nicht allein gelassen sind. So muss es genügend, leicht zu findende und leistbare Möglichkeiten entsprechender Beratungen geben, damit solche Konzepte jenen Nutzen entfalten können, den sie ja haben sollten. Das gilt ganz besonders auch dann, wenn die Möglichkeit besteht, dass Gentests auf Fragen angeboten werden würden, wogegen es noch keinerlei wirksame Prophylaxe oder Therapie gibt.

Außerdem betreffen die Tests, die bereits auf dem Markt sind und auch sicher noch in großer Zahl kommen werden, nicht nur so »harmlose« Fragen, wie welche Ernährung für mich gesund ist und mit welcher ich eher gesund und vital alt werden kann. (Es sei an dieser Stelle klar gesagt, dass ich noch keinen solchen Test gesehen habe, wo das Ergebnis auch sein könnte, dass Sie Träger einer Genvariante sind, die für Sie den Verzehr vieler Schwarzwälderkirschtorten als höchst gesund einstuft.) So einfach ist es nicht (nicht immer). Natürlich wissen Sie auch ohne Gentest, welche Ernährung dick macht, ungesund ist und daher auf die von uns diskutierten Fragen keinerlei positive Auswirkung haben kann. Es gibt aber mittlerweile durchaus auch Gentests auf individuelle Nahrungsunverträglichkeiten etc., die von spezifischer Bedeutung für Sie sein könnten, von denen Sie aber eventuell bisher noch nichts gehört oder gewusst haben. Gerade Genvarianten, die mit der Verstoffwechslung von Nahrung zu tun haben, sind bereits oft wissenschaftlich gut belegt.

Das entsprechende Wissenschaftsgebiet heißt Nutrigenomics und beschäftigt sich mit dem Zusammenhang zwischen bestimmten Genvarianten des Menschen und der Verträglichkeit beziehungsweise der optimalen Verstoffwechslung von Nahrungsmitteln. Auch kommen gerade die ersten entsprechenden Gentests auf den Markt, die darüber Auskunft geben können, welche Arzneistoffe bei dem Untersuchten eventuell besser oder schlechter wirken als andere. Es handelt sich dabei oft um »Ableger« des bereits äußerst etablierten Bereiches Pharmacogenomics, der sich mit dem Zusammenhang von Genvarianten und der optimalen Wirkung (mit geringster Nebenwirkung) von Medikamenten beschäftigt. Gerade im Zusammenhang mit solchen Tests sei noch einmal auf die so wesentliche richtige Beratung hingewiesen.

Das Ganze beginnt aber auch jenen Bereich zu erfassen, von dem man eigentlich nicht so schnell gedacht hätte, dass er hier auch ins Spiel kommen könnte. Ich weiß nicht, ob man in diesem Zusammenhang korrekterweise von Lifestyle-Gentests spricht? Gentests auf die Frage, welches Haarshampoo (mit welchen Inhaltsstoffen) wohl am ehesten unseren so individuellen Haarausfall stoppen kann, stehen offensichtlich vor der Tür. Wie lange dauert es also noch, bis uns ein Gentest verrät, welche Hautcreme bei uns am effizientesten das Altern unserer Haut aufhalten kann, fragen sich vermutlich all jene, die ständig vergebens probieren, die in letzter Zeit immer häufiger auftretenden dunklen Flecken an ihren Händen mit Spucke wegzuwischen. All das und noch viel mehr wird wohl unaufhaltsam kommen. Die Frage, ob und wenn wie sehr es uns auf unserem Weg in ein gesundes und vitales Alter hilft, wird noch zu untersuchen sein. Bis dahin akzeptieren Sie bitte vorerst noch meine Zweifel daran.

Endlich unendlich durch Klonen?

Es war ein Abendessen mit einer Reihe verschiedener Wissenschaftlerkollegen vor ein paar Jahren, das mir immer einfällt, wenn ich über das Klonen von Säugetieren nachdenke. Wir vertieften uns damals sehr angeregt in eine Diskussion über die naturwissenschaftlichen sowie ethischen Pros und Kontras des Klonens. Ich habe alle meine Argumente gegen das reproduktive Klonen von Menschen vorgetragen (und Sie werden noch feststellen, dass mir da wirklich so manches einfällt), als dann offensichtlich schon etwas genervt von meinen für sie vollkommen unverständlichen Einwänden zwei asiatische Befürworter des Klonens von Menschen mir ganz plötzlich und herausfordernd die Frage stellten: »Willst du nicht lieber wieder in deinem Körper zur Welt kommen als beispielsweise als Wurm?« Ich habe mit einer eigentlich sogar für mich selbst beeindruckenden Gelassenheit darauf geantwortet: »Ich komme überhaupt nicht mehr auf diese Welt.« Die asiatischen Kollegen holten erschreckt Luft, gingen dann offensichtlich kurz in sich und verloren dabei das Fragezeichen aus ihrem Gesicht, als sie sagten: »Ach ja – ihr seid ja die.«

Es gibt, wie wir wissen, sehr viele verschiedene Religionen mit sehr verschiedenen Inhalten und sehr verschiedenen Anschauungen auf dieser Welt. Als ich einem Freund von meinem neuen Buchvorhaben erzählte und den dafür gewählten Titel »Endlich unendlich« diskutieren wollte, fand der nichts so Neues und Spannendes daran. Vielmehr hatte er unverzüglich die Frage auf den Lippen, ob Menschen und Religionen, die an die Wiedergeburt glauben, nicht eigentlich auch an die Unendlichkeit glauben. Darauf wusste ich damals keine Antwort, und ich weiß heute nach vielen Recherchen, Diskussionen und nach vielem Hinterfragen auch nicht sicher Bescheid. Ist es nicht so, dass viele Religionen an die Unendlichkeit der Seele glauben – ob sie nun individuell nach dem Tod des Körpers irgendwie irgendwo weiter besteht oder sich in einem höheren Ganzen auflöst? Ich mache es mir also einfach und nehme für mich in Anspruch, dass es in diesem Buch ausnahmslos um endliche normale Körper- und unendliche Tumorzellen geht. Es geht in diesem Buch um den irgendwie vielleicht unendlichen Körper des Süßwasserpolypen Hydra und um den (noch und wahrscheinlich für immer) endlichen Körper des Menschen (bitte sagen Sie allen, die dieses Buch noch nicht gelesen haben, dass es kein religiöses Buch ist – Sie wissen es ja jetzt). Aber gerade bei dem endlichen Körper des Menschen müssen wir an dieser Stelle etwas verweilen.

Die Kugel in der Kugel

Im Jahr 1996 erblickte das Klonschaf Dolly das Licht der Welt und mit ihm das erste geklonte Säugetier. Zu seinen wissenschaftlichen »Vätern« gehörten Professor Ian Wilmut und Professor Alan Coleman. Ich hatte schon die große Freude, beide persönlich kennenzulernen und mit ihnen Podiumsdiskussionen bestreiten zu dürfen. Es war immer wieder spannend, ihren Ausführungen und Überlegungen zu »ihrem« Schaf zu lauschen.

Interessanterweise begegnen mir, seitdem ich über Dinge wie Altern und Sterben, Endlichkeit oder Unendlichkeit (laut) nachdenke, immer wieder Aussagen von Kollegen darüber, dass eine »Teilunendlichkeit« ja auch beim Säugetier längst existiert. Als Beleg dafür muss das mittlerweile bereits verstorbene Schaf Dolly herhalten. Sehen wir uns das einmal genauer an. Ein Klon ist ein Lebewesen, das genetisch identisch ist mit einem Lebewesen, das bereits lebt oder einmal gelebt hat. Ein durch asexuelle Fortpflanzung (Ausknospung) entstandener Nachkomme des Süßwasserpolypen Hydra ist genetisch identisch mit seiner Mutter – also ein Klon. Wir haben in diesem Zusammenhang sogar von Unendlichkeit gehört, weil irgendwie bei diesem Nachkommen alles identisch und genau so ist wie bei der Mutter.

Es stellt sich die Frage, ob hier jemand geboren wurde und ob jemand gestorben ist, in dem Sinn, wie wir das oft und gerne verstehen. Es gibt auch beim Menschen eine Situation, wo man mit allem Respekt auch von zwei genetisch identischen Klonen sprechen kann – eineiige Zwillinge. Ich muss Sie an dieser Stelle nicht daran erinnern, dass eineiige Zwillinge genetisch identisch sind, da sie eben aus einem befruchteten Ei hervorgegangen sind. Ich muss Sie an dieser Stelle auch nicht daran erinnern, dass eineiige Zwillinge eben solch ein guter Beleg für die Tatsache sind, dass der Mensch nicht auf seine Gene reduziert werden kann und darf. Faktum ist, der Mensch pflanzt sich sexuell fort (ich weiß, dass jetzt bei vielen ein »Gott sei Dank« durch die Köpfe zischt). Wir haben besprochen, dass die damit verbundene Entstehung eines neuen, vorher noch nie da gewesenen Erbguts (aus einer mütterlichen und aus einer väterlichen Hälfte) so wichtig dafür ist, dass im Zuge der fortschreitenden Evolution Neues »ausprobiert« werden kann. Tatsache ist, dass sich Menschen nicht asexuell fortpflanzen – es sei denn, sie werden irgendwann einmal geklont.

Stellen Sie sich eine menschliche Hautzelle einmal bitte als Kugel vor (das ist sicher im eigentlichen Sinn so nicht ganz richtig, aber eben einfacher für die Erklärung). In dieser Kugel befindet sich noch eine Kugel, der sogenannte Zellkern. Darin liegt das Erbgut des Menschen, die DNA. Außerhalb des Zellkerns aber, in der Zelle befinden sich etwa die Mitochondrien, die wir bei unserer Diskussion über freie Radikale und oxidativen Stress bereits als die Kraftwerke der Zelle kennengelernt haben. Für unsere noch kommende Diskussion ist es von Bedeutung, zu wissen, dass auch in den Mitochondrien Gene sind. (Im Verhältnis zu den Genen im Zellkern nur ganz, ganz wenige, aber eben doch.) Auch eine unbefruchtete Eizelle ist eine Kugel, die noch eine Kugel (den Zellkern) in sich trägt. Eine Hautzelle eines Schafes zu bekommen, ist relativ leicht – das können Sie sich vorstellen. Aber auch eine Eizelle eines Schafes kann man isolieren. Dafür führt man allerdings einen kleinen invasiven Eingriff durch.

Nun hat man also zwei Kugeln in Kulturschalen im Labor, eine Eizelle eines Schafes und eine Hautzelle eines Schafes. Beide haben in sich noch je eine Kugel, die Zellkerne (lauter Kugeln, und wenn Sie jetzt gerade durch das Mikroskop blicken könnten, würde doch keine so richtig wie eine Kugel aussehen). Und jetzt stellen Sie sich bitte vor, jemand holt aus beiden Zellen die inneren Kugeln, die Zellkerne heraus. Den Zellkern der Eizelle verwirft man, und den Zellkern der Hautzelle gibt man daraufhin in die Eizelle hinein (alles in Wirklichkeit nicht ganz unkompliziert – ich hoffe aber, Sie können sich das ein wenig vorstellen). Das Resultat ist jetzt eine Eizelle mit dem Zellkern, und daher mit (fast) allen Genen der Hautzelle. Jetzt wird diese Eizelle noch in der Kulturschale dazu angeregt (jeder schwört da angeblich auf ein wenig andere Methoden), sich zu teilen (Sie erinnern sich – nicht im Sinne eines Auseinanderfallens). Es entsteht ein Embryo.

Dieser wenige Tage alte Embryo wird jetzt einem weiblichen Schaf in die Gebärmutter eingesetzt. Das Schaf wird schwanger und trägt diesen Fötus aus. Das Besondere an dem dann geborenen Schafbaby ist, dass es genetisch identisch ist mit jenem Tier, von dem die Hautzelle stammte. Schließlich hat es ja die Gene aus dem Zellkern der Hautzelle dieses Tieres. Es ist ein Klon, ein genetisch identischer Klon, so wie bei zwei eineiigen Zwillingen, allerdings (Jahre) versetzt. Es steht also jetzt im Stall ein Schaf neben einem Babyschaf, das mit ihm genetisch identisch ist, und kann jetzt verfolgen, wie sein eineiiger Zwilling mit seinen Genen heranwächst. Das erste Mal ist das bei Säugetieren 1996 gelungen, als über dieses Verfahren das Klonschaf Dolly zur Welt kam.

Das technische Repertoire

Was bedeutet dieses Experiment für all die Diskussionen und Erläuterungen, die wir bisher in diesem Buch besprochen haben? Vieles. Fangen wir an. Einerseits einmal – es ist schon ziemlich asexuell, dieses Klonen. Was sagen Sie? Denken wir einmal visionär. Bedeutet das, dass sexuelle Fortpflanzung zumindest teilweise in Zukunft einmal asexuellen Ansätzen Platz machen könnte/müsste? Man müsste es schon deshalb einmal als sehr bedenklich einstufen, weil bei dieser Art von Fortpflanzung Sex mit all seinen Facetten nicht mehr notwendig ist – jetzt sagen Sie bitte nicht, das finden Sie nicht bedenklich! Zusätzlich beunruhigend für mich ist dabei auch der Gedanke, dass das männliche Geschlecht bei dieser Art von Fortpflanzung nicht mehr unbedingt gebraucht wird. Verzichtet man auch auf männliche Nachkommen, so benötigen weibliche Schafe nur Eizellen, um wieder weibliche Nachkommen zu erzeugen. Männliche Schafe wären dabei überflüssig. Männliche Schafe können aber ohne Eizellen von Weibchen keine asexuelle Fortpflanzung durchführen (ein Schaf ist der, der das wollte). Ich hoffe, es geben mir doch die meisten recht, dass das irgendwie beunruhigend ist.

Ich habe außerdem an anderer Stelle bereits eindringlich erklärt, dass nur durch die genetische Vielfalt, die durch die immer wiederkehrende Neudurchmischung genetischer Information im Zuge der sexuellen Fortpflanzung entsteht, Evolution so vorangeschritten ist, wie sie es eben ist, und ein zukünftiges Überleben in sich zukünftig ändernden Umwelten möglich macht. (Ich will keine Stimmen sagen hören, man könne schon dafür sorgen, dass die Umwelt sich nicht ändert – das ist nicht möglich.)

Bevor wir weiterphilosophieren, muss jetzt einmal an dieser Stelle klar gesagt werden, dass diese Technik eine ganze Reihe von ungelösten Problemen vor sich herschiebt, von denen so manche auch vielleicht nicht so bald gelöst werden und diesen Ansatz beim Menschen daher aus heutiger Sicht vollkommen inakzeptabel machen. Solch ein reproduktives Klonen ist aktuell eigentlich, obwohl es jetzt schon über zehn Jahre her ist, dass es bei Säugetieren das erste Mal gelungen ist, eine sehr aufwendige und mit wenig Erfolg gekrönte Angelegenheit. Es passieren ständig Fehler dabei, die sehr viele Versuche für einen dann erfolgreichen Ansatz notwendig machen. 277 Versuche waren etwa notwendig, bis Dolly zur Welt kam. Sie werden sehen, es häufen sich in Folge jetzt noch eine Reihe eindeutiger Argumente gegen das reproduktive Klonen von Menschen in meinen Erläuterungen an. Es gibt in der Tat aber noch viel mehr Gegenargumente, die hier nicht alle aufgezählt werden können.

Ich könnte es mir aber auch ganz leicht machen, indem ich Ihnen sage, dass international breiter Konsens unter Wissenschaftlern, Ethikern, Juristen und Politikern darüber besteht, dass Klonen von Menschen (reproduktiv in dem Sinne, dass dabei ein geklonter Mensch zur Welt kommt) verboten bleibt. Das soll allerdings nicht heißen, dass alle und jeder strikt dagegen sind. Bei anderen Säugetieren liegt die Sache außerdem anders. Dass das so ist, ist unter manchen Umständen verständlich, unter anderen aber auch wieder gar nicht. So wurde mir berichtet, dass es bereits Firmen gibt, die sich darauf spezialisiert haben, die ach so geliebten verstorbenen Haustiere »wieder zum Leben zu erwecken«. »Wird Ihr Hund vom Auto überfahren, schneiden Sie ihm bitte schnell ein Ohr ab und bringen Sie es zu uns. Wir werden den Zellkern aus einer seiner Hautzellen in eine Hundeeizelle einbringen, so einen Hundeembryo herstellen, der nach der Geburt genetisch identisch mit Ihrem geliebten verstorbenen Hund ist« (eben wie ein eineiiger Zwilling). So oder so ähnlich ist das Konzept dieser kommerziellen Anwendung des Klonens. Vielleicht wird der geklonte Hund dem verstorbenen Hasso oder Lumpi ähnlich sehen, auf denselben Namen wird er nicht hören, und das Stöckchenbringen muss man ihm erst recht wieder beibringen.

Spaß beiseite. Es sind seit Dolly schon viele Säugetierspezies geklont worden. Hunde, Katzen, Mäuse, man hört von Pferden und Kühen und vielen mehr. Das Klonschaf Dolly hat außerdem eine ganz neue Facette ans Tageslicht gebracht. Aussterbende oder bereits ausgestorbene Tiere könnten so wieder zum Leben erweckt werden. Man müsste nur einen Zellkern haben, den in eine Eizelle eines sehr ähnlichen Tieres einbringen und auch von solch einem Muttertier austragen lassen. Das wiederum ist aus verschiedenen Gründen ein durchaus wertvolles und daher zu verfolgendes wissenschaftliches Konzept, das allerdings auch noch viel Arbeit notwendig macht.

Wir haben das reproduktive Klonen von Menschen bereits abgelehnt, trotzdem wollen wir noch ein wenig spekulieren. Das »Wieder-zum-Leben-Erwecken« könnte sich auch auf den Menschen beziehen. Tatsächlich wird es gelegentlich als Argument vorgetragen, etwa von Eltern, die ein Kind bekommen wollen, das zumindest äußerlich ihrem gerade verstorbenen Kind ähnlich ist. Denken Sie nur, man bräuchte nur eine Zelle mit Zellkern (oder eben viele, weil die Sache ja nicht wirklich gut klappt). Denken Sie bloß an die unendlichen Zellen etwa von Henrietta Lacks. All diese Zellen haben Zellkerne. Könnte man Henrietta Lacks »wieder zum Leben erwecken«? Natürlich nicht! Sie müssen mir erlauben, dass ich ein paar Argumente in diesem Zusammenhang vortrage. Das muss ich tun, weil gerade das Klonen immer wieder mit Unsterblichkeits- oder Unendlichkeitstheorien in Zusammenhang gebracht wird – und das ist schließlich genau unser Thema.

Zuallererst einmal besteht bei der bisher beschriebenen Technik keine vollständige genetische Übereinstimmung. Es wird dabei der Zellkern übertragen. Er enthält die meisten Gene des Säugetiers, aber doch nicht ganz alle. Da die Mitochondrien nicht im Zellkern sind, entsteht also ein Tier, das die Gene des Zellkerns von dem geklonten Ausgangstier hat, die Gene der Mitochondrien allerdings von dem Tier, von dem die Eizelle stammt. Das heißt, die beiden Tiere sind hinsichtlich der meisten, aber nicht aller Gene identisch. Zugegeben, die Mitochondrien beinhalten nur wenige Gene, diese sind allerdings alles andere als irrelevant.

Im Fall, dass die Eizelle und die Hautzelle vom selben weiblichen Tier stammen, kann das umgangen werden – aber nur in diesem Fall. In der Praxis hat das wenig Relevanz und wurde und wird auch kaum so gemacht.

Für alle unsere Diskussionen um »Wiedergeboren-Werden« oder »Unendlich-Werden« ist das aber ein bedeutender Aspekt. Sollten etwa männliche Hautzellen genommen werden, so ist das Endprodukt eine Mischung aus Genen des männlichen Ausgangs-tieres (Zellkern) und des weiblichen Tieres (Mitochondrien), das die Eizelle gespendet hat, schließlich kann man aufgrund mangelnder Existenz keine Eizelle des männlichen Tieres nehmen. Diese durch die Mitochondrien verursachte nur eingeschränkte genetische Identität ist ein technisches Problem. Man könnte und kann andererseits gut argumentieren, dass technische Probleme dieser Art über kurz oder lang wohl gelöst werden und man vielleicht mit dem Zellkern eines Tages auch die Mitochondrien in eine vollkommen »leere« Eizelle wird einbringen können.

Die Hautzelle, deren Zellkern man verwendet (man kann auch andere Zellen verwenden, man braucht ja nur einen Zell-kern), ist bereits eine funktionsfähige ausdifferenzierte Hautzelle. Warum das von Bedeutung ist? Wir haben bereits diskutiert, dass die verschiedenen Zellen unseres Körpers alle unsere vielleicht 30 000 Gene haben. Jeder Zelltyp (Hautzelle, Muskelzelle, Nervenzelle etc.) verwendet aber nur ein ganz bestimmtes Set davon, das macht die Zelle ja eben zur Haut-, Muskel-, Nervenzelle usw. Die restlichen Gene sind ausgeschaltet, nicht aktiv. Wenn wir uns zu viel in die Sonne legen, können dadurch Mutationen in Genen unserer Hautzellen entstehen, die sogar Krebs auslösen können. Es können aber auch Genveränderungen entstehen, die für die Hautzelle nicht von unmittelbarer Relevanz sind, die »toleriert« werden, weil das mutierte Gen in der Hautzelle nicht gebraucht wird, nicht aktiv und/oder auch sonst nicht von Relevanz ist. Beim Klonen werden alle Gene der Hautzelle wieder an den An-fang gestellt. Dieses Reprogrammieren führt dazu, dass alle Gene dann in der Eizelle, in die sie durch den Zellkerntransfer eingebracht wurden, wieder aktiviert werden. Das ist unbedingt notwendig. Schließlich benötigt der Embryo am Anfang beziehungsweise für seine Frühentwicklung viele/alle Gene, und infolgedessen braucht das ausgewachsene Tier wieder alle Gene, es besteht ja nicht nur aus Hautzellen.

Mutationen, die von der Hautzelle, von der der Zellkern genommen wurde, mehr oder weniger toleriert wurden, können dann aber natürlich fatale Folgen haben, wenn andere Zellen des geklonten Tieres sie eben nicht tolerieren können. Man nimmt an, dass das ein Grund von vielen ist, warum geklonte Tiere oft mit Organfehlbildungen geboren werden oder beispielsweise auch viel krankheitsanfälliger sind. Außerdem geht man heute davon aus, dass eine weitere Ursache für die beobachteten Krankheiten geklonter Tiere ein nicht vollständiges oder nicht völlig fehlerfreies Reprogrammieren aller Gene ist. Wie gesagt, die Gene der Hautzelle müssen im Zuge des Klonens in der Eizelle und während der Entwicklung des geklonten Tieres wieder aktiviert, reprogrammiert werden. Man geht davon aus, dass dieser unglaublich aufwendige und komplizierte Vorgang im Zuge des Klonens nicht vollständig fehlerfrei funktioniert.

Das Klonschaf Dolly alterte schneller, als seine Artgenossen das üblicherweise tun! Eine Beobachtung, die gerade im Zusammenhang mit der von uns in diesem Buch geführten Diskussion von großer Bedeutung ist. Andererseits hat man die molekularen Hintergründe dieses Phänomens noch nicht vollständig aufgeklärt. Eine Theorie, von der man aber mittlerweile weiß, dass sie auf keinen Fall der einzige ausschlaggebende Grund für dieses Phänomen beschleunigten Alterns ist, bezieht sich auf die Telomere. Sie erinnern sich, diese Enden der Chromosomen werden in normalen Zellen, etwa Hautzellen, mit jeder Zellteilung kürzer. Man hat(te) sie im Verdacht, für die von Hayflick postulierte Obergrenze an Zellteilungen normaler Körperzellen verantwortlich zu sein. Wenn die Hautzelle schon einige Zellteilungen hinter sich hat, bevor ihr Zellkern für das Klonen herangezogen wird, dann wären auch die Telomere schon verkürzt. Nach Einbringen in die Eizelle wären dann die Telomere schon kürzer, als das normalerweise der Fall ist, was etwas damit zu tun haben könnte, dass das geklonte Tier schließlich im Grunde schon früher alt sein könnte. Eine durchaus erwägenswerte Theorie, die aber so einfach und in dieser Art nicht ganz sein kann. Und trotzdem, auch das muss noch eingehend erforscht werden.

Was kann noch kommen?

Nun gut, ich denke, das sind schon ein paar wichtige Argumente aus naturwissenschaftlicher Sicht, um das reproduktive Klonen von Menschen, das zur Geburt eines geklonten Menschen führen würde, abzulehnen. Und es sind bei Weitem noch nicht alle. So sieht das auch der überwiegende Anteil der Wissenschaftler dieser Welt. Mit all ihren oben beschriebenen Einschränkungen und Fehleranfälligkeiten ist diese Technik daher auch weit davon entfernt, etwas mit Unendlichkeit oder Unsterblichkeit des Menschen zu tun zu bekommen.

Ich weiß, es ist Ihnen vielleicht ganz und gar nicht recht, aber es ist irgendwie für den roten Faden dessen, was wir in diesem Buch überlegen, jetzt einfach notwendig: Sehen wir die ganze Sache einmal kurz aus der Sicht derer, die auf Unendlichkeit als Konsequenz biomedizinischer Forschung hoffen. Begeben wir uns kurz einmal in die Köpfe der Immortalisten. Könnte es deren Argument sein, zu hungern (was das helfen soll, besprechen wir noch) und Vitamintabletten zu schlucken, Alkohol zu meiden und nicht zu rauchen und vieles mehr zu tun, um möglichst alt zu werden, damit die Chance aufrecht bleibt, durch Klonen unsterblich zu werden?

Sie werden jetzt sofort einwenden, dass all die gerade besprochenen technischen Einschränkungen die Frage schon absurd machen. Wir müssen das aber von dem Standpunkt her beleuchten, was in 20 und was in 50 Jahren sein wird. Ich habe Ihnen erzählt, dass sehr vieles von dem, was ich in meinem Studium vor etwa 20 Jahren über Genetik gelernt habe, was damals als richtig angesehen wurde, heute so nicht mehr stimmt. Der Mensch hat nicht 100 000 oder sogar 150 000 Gene – es sind viel weniger. Für Prophezeiungen, dass etwa in wenigen Jahren das gesamte Erbgut des Menschen entschlüsselt und das erste Säugetier geklont sein wird, hätten Sie damals eher zweifelndes Grinsen als Anerkennung geerntet. Die Argumentation der Immortalisten könnte sein, dass beispielsweise die Technik des Klonens in 20 Jahren mit heutigen Klontechniken nicht mehr zu vergleichen sein wird. Von uns angesprochene Probleme, wie die Gene aus den Mitochondrien, Mutationen, die in der Hautzelle schon entstanden sind, verkürzte Telomere oder Reprogrammierungsfehler, hören sich für so manche nicht wie Hürden an, die die biomedizinische Forschung nicht in den nächsten drei, vier Jahrzehnten überspringen kann. Und was denken Sie?

Um ehrlich zu sein, bin ich in diesem Punkt auch eher dazu geneigt, an die unaufhaltbare Innovationskraft der modernen Wissenschaft zu glauben. Jetzt schreien Sie aber auf, um Ihre ethischen Bedenken gegen das Klonen vorzutragen, die vollkommen unabhängig von der Lösung der damit verbundenen technischen Probleme aufrecht bleiben. Ich gebe Ihnen recht. Nun, dass aber alle Menschen ethische Bedenken gegen ein vollkommen etabliertes Klonen des Menschen ohne Nebenwirkungen haben und immer haben werden, wage ich sehr zu bezweifeln.

Und dennoch: Die Mehrheit der Immortalisten hält es nur für eine schwache, auf keinen Fall wirklich befriedigende Alternative zur wahren Unendlichkeit, geklont zu werden. Warum? Weil auch sie, wie wir alle, wissen, dass selbst wenn diese Technik eines Tages ohne Probleme, Einschränkungen und Risiken zur Verfügung stünde, Klonen trotzdem nicht zur Unsterblichkeit des Individuums führen würde. Niemand ginge nämlich davon aus, dass ein Klon von einem selbst ein Weiterleben seiner Selbst bedeuten würde. Genauso wenig wie irgendjemand davon ausgeht, dass eineiige Zwillinge ein und derselbe Mensch sind – wie absurd wäre das! Genetische Identität hat nichts damit zu tun, hat in keiner Weise zu heißen, dass das derselbe Mensch ist. Der Mensch ist auf seine Gene nicht reduzierbar, er ist das Produkt der Wechselwirkung seiner Gene mit der Umwelt. Alle Erfahrungen, alles Erlernte, alle Auswirkungen der bisherigen Lebensgewohnheiten etc. des zu Klonenden wären bei der Geburt seines Klons verloschen. Es hätte nichts mit Weiterleben, Unendlichkeit, Unsterblichkeit einer Person, eines Individuums im eigentlichen Sinn zu tun.

Eines könnte ein perfektioniertes fehlerfreies Klonen aber doch erstmals in der Geschichte der Menschheit: Es könnte ein individuelles Erbgut, eine individuelle genetische Ausrüstung eines Menschen unendlich machen. Es wäre erstmals möglich, dass ein individuelles Erbgut immer wieder das Licht der Welt erblickt, dass es unendlich auf dieser Welt bestehen bleibt, was über sexuelle Fortpflanzung des Menschen, bei dem stets ein neues Erbgut entsteht, nicht möglich ist. Also doch ein bisschen Unendlichkeit?

Und sogar hierbei habe ich eine Reihe von Einwänden und Gegenargumenten. Ein paar davon werden wir in den folgenden Kapiteln noch kennenlernen.

Stammzellen – aus alt mach neu?

In den Finger schneiden

Nehmen wir einmal an, Sie schneiden sich in den Finger und verlieren als Folge davon Blut. Da wir uns alle im Laufe unseres Lebens schon oft geschnitten oder anders verletzt haben und dabei immer – einmal mehr, einmal weniger – Blut verloren haben, stellt sich die Frage, warum wir nicht eigentlich schon komplett blutleer sind. Die Antwort darauf wissen Sie. Unser Blut wird in unserem Körper nachproduziert. Um es einmal sehr vereinfacht darzustellen: Durch Blutverlust, durch zu wenig Blut in unserem Körper entsteht eine Art Signalübertragung mit unzähligen Facetten. Am Ende aber müssen Stammzellen, die etwa im Knochenmark beheimatet sind, immer wieder davon überzeugt werden, dass sie sich in der Blutbildung engagieren sollen. Diese Stammzellen nennt man auch blutbildende (hämatopoetische) Stammzellen.

Nun gut, aus diesen Stammzellen entstehen also durch Differenzierung Blutzellen. Diese Stammzellen können zu Blutzellen werden. Hätten wir damit schon alles erklärt? Sind Stammzellen einfach Zellen, aus denen noch andere Zellen werden können? Ja, und doch auch nein. Es fehlt nämlich noch etwas Wichtiges. Stammzellen müssen bei diesem ganzen Geschehen auch erhalten bleiben. Sie fragen, warum? Schließlich wollen Sie sich ja immer wieder in den Finger schneiden können.

Wie machen das die Stammzellen? Wenn Stammzellen beschließen, sich zu Blutzellen zu entwickeln, denken sie auch irgendwie daran, dass sie wieder bei der nächsten Verletzung gebraucht werden. Das ist schon sehr nett und gleichsam beeindruckend – nicht wahr? Sie gehen also asymmetrisch vor. Durch Zellteilung entstehen einerseits Zellen, die eben dann zu Blutzellen werden, und andererseits aber wieder Stammzellen. Das ist ausgesprochen spannend. Bisher haben wir gesagt, Zellteilung bedeutet, dass die Zelle zuerst ihr Erbgut, ihre DNA verdoppelt und im Anschluss daran sich in zwei gleiche Zellen teilt. Die beiden Tochterzellen sind also gleich. Im Fall der Stammzellen zielt diese Sache darauf ab, am Ende eben nicht nur gleiche Zellen zu haben, sondern solche, die zu Blutzellen werden, und andere, die Stammzellen bleiben. Stammzellen müssen also zwei Dinge können: 1.) Sie können sich noch in andere Zellen entwickeln. 2.) Sie müssen aber auch erhalten bleiben.

Unendlich?

Wir haben bereits besprochen, dass normale Zellen des Körpers endlich sind. Sie durchlaufen eine bestimmte Anzahl an Zellteilungen, sie legen Ruhephasen ein, üben ihre Funktionen im Körper aus, und die meisten werden auch wieder gezielt – durch programmierten Zelltod – entsorgt. Sie sind alles andere als unendlich. Die Tumorzellen von Henrietta Lacks aber haben bestimmte Mutationen in ihrem Erbgut, wodurch sie das Potenzial haben, sich unendlich zu teilen.

Wir haben auch gesagt, dass Tumorzellen, die über solch ein Zellteilungspotenzial verfügen, unserem Körper gefährlich werden können. Schließlich bildet sich so eben ein Tumor aus. Es gibt aber in unserem Körper schon auch normale Zellen, die irgendwie unendlich sind. Stammzellen etwa, so haben wir es gerade gehört, müssen eigentlich solange existieren, solange wir uns in den Finger schneiden wollen. Ich weiß schon, Sie wollen sich gar nicht in den Finger schneiden. Sie müssen ja nicht wollen – es ist ja ohnedies nur ein Beispiel, um die Sache zu erläutern. Stammzellen, oder zumindest was man heute weiß, gewisse Stammzellen haben auch ein unendliches Zellteilungspotenzial. Sie erinnern sich, dass wir gesagt haben, dass Zellen, die sich unendlich teilen wollen/können, ihre Telomere nicht verkürzen dürfen. Die mit jeder Zellteilung verbundene Verkürzung der Telomere, der Chromosomenenden, bedeutet schließlich irgendwann einmal den Zellteilungsstopp. Um das zu verhindern, haben Tumorzellen eine hohe Aktivität des Enzyms Telomerase, das dieser Telomerverkürzung Einhalt gebietet. Stammzellen zeigen entsprechend dieser logischen Folgerung auch hohe Telomeraseaktivitäten, im Gegensatz zu normalen anderen Zellen unseres Körpers.

Die gerade angesprochenen blutbildenden Stammzellen gehören zu den adulten Stammzellen. Das hat nichts mit »erwachsen« zu tun, auch Kleinst- und Kleinkinder haben blutbildende Stammzellen. Eigentlich sind alle Stammzellen im menschlichen Körper adulte Stammzellen, außer den sogenannten embryonalen Stammzellen. Letztere sind international umstritten, da für ihre Gewinnung wenige Tage alte menschliche Embryonen zerstört werden. All jene, die davon ausgehen, dass es sich hierbei bereits um individuelles, schützenswertes menschliches Leben handelt, melden schwerste Bedenken gegen diese Art von Stammzellgewinnung an. Viele Menschen weltweit sehen allerdings keinerlei Problem dabei. Es soll und kann nicht Inhalt dieses Buches sein, die polarisierte ethische Diskussion zu dieser Thematik wiederzugeben. Die Argumente dafür genauso wie die Gegenargumente würden jeweils schon mit Leichtigkeit mehrere solcher Bücher füllen können. Ich darf mir daher erlauben, an dieser Stelle all jene, die sich für diese Diskussion näher interessieren, zu bitten, weiterführende und vertiefende Literatur zu dieser Thematik zu studieren.

Embryonale Stammzellen bleiben (obwohl sie etwa eines Tages für die Therapie am Menschen wohl wenn überhaupt nur äußerst eingeschränkt eingesetzt werden können, weil sie ein hohes Risiko der Entartung in sich tragen) deshalb im Gespräch, weil man weiß, dass sie »Alleskönner« sind. Man geht davon aus, dass man aus diesen Zellen im Labor noch alle Zelltypen des Menschen (Hautzellen, Muskelzellen, Nervenzellen etc.) herstellen kann. Wir kommen sofort darauf zurück, wofür und wie man Stammzellen in der Therapie am Menschen einsetzen kann und noch könnte.

Kurz noch zu der Thematik »Alleskönner«. Ich muss etwas genauer darauf eingehen, weil das für unsere Diskussion über Altern und Unsterblichkeit von Bedeutung ist. Embryonale Stammzellen sind pluripotent. Das bedeutet, dass aus ihnen noch alle Zelltypen des Menschen entstehen können. Aus ihnen entsteht aber kein ganzer Mensch. Die befruchtete Eizelle könnte vielleicht als die »Mutter aller Stammzellen« bezeichnet werden. Aus ihr entsteht noch der ganze Mensch. Wenn Sie von einem Gummibaum ein Stück abschneiden und das ins Wasser legen, kann es sein, dass letztendlich nach unten wieder Wurzeln und nach oben wieder Äste und Blätter wachsen. In Oberösterreich nennt man das dann einen »Ableger«. Wenn Sie von mir ein Stück von meinem Finger abschneiden (unterstehen Sie sich), und Sie legen den ins Wasser, dann können Sie lange warten, es werden nicht nach oben meine Arme und mein Kopf und nach unten meine Beine herauswachsen.

Ich weiß schon, das ist ein blödes Beispiel. Wir haben aber bereits bei der Hydra kennengelernt und jetzt bei Pflanzen wie dem Gummibaum wiederholt, dass es Organismen gibt, bei denen aus einem Teil einfach wieder das Ganze entstehen kann. Das ist bei den aktuell zur Diskussion stehenden embryonalen Stammzellen so nicht der Fall – es wird kein Mensch mehr daraus. Ich denke, das ist an dieser Stelle doch wichtig, da wir sonst auch hier die Frage der Möglichkeit von Unendlichkeit mitdiskutieren müssten.

Nur um Ihnen zu zeigen, dass das Beispiel mit meinem Finger vielleicht nicht ganz so blöd war: Es wird vielleicht eines Tages zur Diskussion stehen, eine Hautzelle eines menschlichen Fingers zu nehmen, ihren Kern in eine entkernte Eizelle einzubringen und dadurch einen menschlichen Klon herzustellen. Dass es auch bei

Säugetieren in anderer Art und unter anderen Vorzeichen, aber eben doch möglich ist, aus einem Teil wieder das Ganze entstehen zu lassen (natürlich nicht nur durch das Legen ins Wasser), wissen wir spätestens seit 1996, als das Klonschaf Dolly das Licht der Welt erblickte.

Ein bisschen ergänzend möchte ich dann doch erwähnen, dass es voriges Jahr erstmals gelungen ist, bereits ausdifferenzierte Hautzellen durch bestimmte Manipulationen wieder zu reprogrammieren. Ein Reprogrammieren also, das nicht über eine entkernte Eizelle wie beim Klonen abläuft. Die Forscher waren imstande, durch das gentechnologische Einbringen bestimmter Gene das Erbgut der Hautzelle wieder weitgehend zu aktivieren. Die Hautzelle, die ja (wie wir schon wissen) nur ein ganz bestimmtes Set ihrer Gene verwendet und den Rest der menschlichen Gene inaktiv in sich trägt, wurde bei diesem Verfahren von den Wissenschaftlern quasi »überzeugt«, wieder viele/alle Gene des gesamten menschlichen Erbguts anzuschalten. Für die Grundlagenwissenschaft ein enormer Befund. Es wurden so aus diesen Hautzellen erneut Stammzellen, aus denen infolge sogar wieder ganz andere Zelltypen im Labor hergestellt werden konnten.

Es ist noch zu früh, um abzuschätzen, welche Bedeutung dieses Verfahren zur Herstellung »induzierter pluripotenter Stammzellen« für eine eventuelle therapeutische Anwendung hat. Diese Art der Reprogrammierung bereits ausdifferenzierter Zellen scheint aber an der Tür zur Unendlichkeit zumindest ein wenig anzuklopfen – das sehen nicht nur Immortalisten so. Ob jemals Eintritt gewährt wird, steht allerdings noch vollkommen in den Sternen.

An den kuriosesten Stellen

Nun aber zurück zu den Stammzellen, die wir in unserem Körper haben und auch so dringend brauchen. An verschiedenen Stellen in diesem Buch haben wir bereits die Bedeutung der zellulären Instandhaltungs- und Regenerationsmechanismen für unseren Körper diskutiert. Gemeint haben wir adulte Stammzellen, die sich zumindest theoretisch unendlich müssen teilen können. Sie sind es schließlich, die dafür sorgen müssen, dass in unserem Körper Gewebe und Organe sowohl in ihrer Struktur als auch vor allem in ihrer Funktion instand gehalten werden. Täglich und nicht nur, wenn Sie sich in den Finger schneiden (ich höre schon auf damit), liefern blutbildende Stammzellen Blutzellen nach. Unsere Haut wird periodisch runderneuert. Hat man vor noch nicht allzu langer Zeit gedacht, es gäbe nicht viele, vielleicht nur exklusive Stammzellen in unserem Körper, so stellt man gerade fest, dass es viel mehr verschiedene Zelltypen an verschiedensten Stellen des Körpers gibt, die eben die von uns angesprochenen Kriterien für Stammzellen erfüllen.

Sie würden sich wundern, was Sie in Ihrem Leben bereits alles weggeworfen haben, was in diesem Zusammenhang von Bedeutung hätte gewesen sein können. Natürlich ist höchstwahrscheinlich keiner unter Ihnen, der von meiner Aussage, dass Milchzähne Stammzellen beinhalten, persönlich noch profitieren könnte. Obwohl es mich natürlich sehr freuen würde, wenn auch Menschen mit Milchzähnen zu den Lesern dieses Buches zählen würden. Ich glaube auch, dass die »Sexszenen« dieses Buches, wie etwa die asexuelle Fortpflanzung der Hydra, vollkommen jugendfrei sind. Also nur zu. Dem Haifisch wachsen seine Zähne permanent nach – warum uns eigentlich nicht? Dafür gibt es viele Gründe. Inwieweit die kürzlich entdeckten Stammzellen in den Milchzähnen hierbei einmal eine Rolle spielen könnten, ist noch äußerst schwer zu beantworten.

Genauso wenig wie ich glaube, dass jemand unter Ihnen ist, der von dieser Milchzahngeschichte persönlich profitieren kann, glaube ich auch, dass jemand von Ihnen nur im Entferntesten etwas davon haben könnte, wenn ich Ihnen sage, dass Fettgewebe, das bei Schönheitsoperationen, wie eben etwa bei Fettabsaugungen, »anfällt«, hochpotente Stammzellen beinhaltet. Es war ein äußerst sensationeller wissenschaftlicher Befund. Mittlerweile haben bereits viele Kollegen auf der Welt bewiesen, dass diese Stammzellen noch wirklich viel können. Sie können im Labor dazu gebracht werden, zu Muskel-, Knorpel-, Knochen- und sogar zu Nervenzellen zu werden. Es muss noch geklärt werden, was die aus Fettzellen entwickelten verschiedenen Zelltypen alles können beziehungsweise eventuell auch nicht können. Es handelt sich aber bei diesen Zellen mit Sicherheit um ein wirklich spannendes und vielversprechendes Depot.

Sie meinen, auf Ihre immer noch vorhandenen von Bier und Schweinsbraten genährten Fettpölsterchen blickend, dass es Sie jetzt aber doch überrascht, dass es sich hierbei um ein »wirklich spannendes und vielversprechendes« Depot handelt? So haben Sie die Sache bisher noch nicht betrachtet. – Nur außerhalb des Körpers! Ich möchte da ganz sichergehen, richtig verstanden zu werden. Nur außerhalb des Körpers sind diese Zellen spannend und vielversprechend. Unsere Fettpölsterchen sind leider meist nicht spannend, nicht vielversprechend, sondern eher schädlich für uns.

Wie kann man eigentlich aus Stammzellen im Labor in der Kulturschale noch andere Zellen machen? Auch in unserem Körper sind es ganz bestimmte Signale von außen, die den Stammzellen sagen, dass es so weit ist. (Wir haben bereits davon gesprochen – der Finger – Sie wissen schon.) Es ist Teil dieses so spannenden Forschungsbereiches und hat auch wirklich viel Zeit, Energie und Arbeit gekostet, um herauszufinden, welche Signale von außen das in der Kulturschale zuwege bringen. Sie erinnern sich, Zellen des Menschen werden im Labor in eigens dafür vorgesehenen Kulturschalen bei der richtigen Temperatur, dem richtigen pH-Wert, der richtigen Luftfeuchtigkeit und der notwendigen Nahrung in Kulturmedien kultiviert (gezüchtet). Das alles genügt einer Stammzelle aber nicht, um damit zu beginnen, sich zu einer anderen Zelle zu entwickeln. So spielen hier oft zusätzliche

Wachstumsfaktoren, wie beispielsweise der Nerve Growth Factor, entscheidende Rollen für diesen Prozess. Allerdings selbst wenn man die entscheidenden Faktoren entdeckt und charakterisiert hat, einfach ist die Sache mit Sicherheit nicht.

An vielen verschiedenen Stellen

Es wurden mittlerweile viele Quellen für Stammzellen in unserem Körper entdeckt, und es werden sicher noch viele mehr sein, die es noch zu entdecken gibt. Wer hätte geglaubt, dass man einmal davon berichten kann, dass auch Nervenzellen im menschlichen Gehirn nachwachsen können. Verschiedene Wissenschaftler, etwa von der Universität in Shanghai, von der Universität in Göteborg in Schweden und von der Universität Auckland in Neuseeland, haben in den letzten Jahren herausgefunden, dass auch das menschliche Gehirn in der Lage ist, Nervenzellen zu produzieren.

Es war ja schon bekannt, dass Nervenstränge in der Haut, in den Armen und Beinen nachwachsen können. Querschnittlähmungen mit verletztem Rückenmark oder starke Schlaganfälle haben meist unwiderruflich und per se nicht regenerierbar den Verlust funktionellen Nervengewebes zur Folge. Dieser Schluss beruht auf der Annahme, dass Nervenzellen im zentralen Nervensystem, Rückenmark und Gehirn nicht regeneriert werden. Man hat aber eben entdeckt, dass Stammzellen, die während der Entwicklung des Menschen für die Reifung des Gehirns zuständig sind, auch später, also beim erwachsenen Menschen, noch wichtige Aufgaben erfüllen. In ganz bestimmten Regionen im Gehirn können diese Stammzellen gefunden werden, eine Tatsache, die schon länger bekannt war. Dass daraus wirklich voll funktionstüchtige neue Nervenzellen entstehen können, ist schon wirklich beeindruckend. Natürlich ist noch vollkommen unklar, was das für Erkrankungen des Menschen bedeuten könnte, bei denen Nervenzellen absterben. Wir kommen gleich noch darauf zurück.

Es war im Juni 2003, als meine Arbeitsgruppe die Entdeckung von Stammzellen im menschlichen Fruchtwasser veröffentlichte. Das Fruchtwasser ist jene Lösung, die den Fötus während der Schwangerschaft im Mutterleib umgibt, in dem der Fötus »schwimmt«. Wir konnten erstmals zeigen, dass darin Zellen des Kindes vorhanden sind, die eben Stammzellen sind. Es erfüllt uns mit Stolz, dass seither sehr viele internationale Kollegen begonnen haben, auf diesem vielversprechenden Gebiet zu forschen. Aus Stammzellen des Fruchtwassers wurden mittlerweile bereits viele verschiedene Zelltypen hergestellt.

Sie erinnern sich, dass man Stammzellen in der Kulturschale dazu bringen kann, sich zu anderen Zelltypen zu entwickeln. Hautzellen, Nervenzellen, Fettzellen, Knochenzellen, Knorpelzellen ... wurden bereits aus Fruchtwasserstammzellen entwickelt.

Regenerieren ...

Ein Hauptmerkmal menschlichen Alterns ist, dass die Instandhaltung, die Regeneration unseres Körpers durch die vielen verschiedenen Stammzellen mit zunehmendem Alter fehlerhaft und ineffizient wird. Es darf uns daher nicht wundern, dass es genau dieser zelluläre Verfall ist, auf den es Immortalisten abgesehen haben. Dem muss der Kampf angesagt werden. Und das erscheint sogar nachvollziehbar. Der Mensch ist eine reparable Maschine, so ihr Leitspruch. Werden im Zuge des Alterns Gewebe und Organe in unserem Körper nicht mehr effizient regeneriert, verlieren sie dadurch ihre Funktion oder werden sie dadurch gar anfällig für altersassoziierte Erkrankungen, so müssen schnell »frische, hochfunktionstüchtige« Zellen her. Am besten soll das eigentlich immer schon passieren, bevor erste Anzeichen irgendeines zellulären Verfalls eintreten. Dadurch kann das Altern aufgehalten werden. Damit kann endlich diese lästige Endlichkeit besiegt werden. Wer nicht altert, stirbt nicht. Es sei denn, er will es so (Selbstmord), oder wer anderer will es so (Mord), oder es war ein Unfall. Von diesen Ideen getragen, hungern Immortalisten dem Tag entgegen, an dem die Wissenschaft endlich alles dafür parat hat.

Aber selbst die Wissenschaftler, die Gerontologen, die sagen, dass das niemals zur Unendlichkeit führen wird, zielen auf Stammzellen als Hilfsmittel zur Erreichung ihrer Vorhaben ab. All jene seriösen Wissenschaftler, die meinen, es wäre durchaus realistisch, den Prozess des Alterns um einige Jahre zu verlangsamen (und uns allen wäre damit auch geholfen), halten Stammzelltherapien für eine – wenn nicht die – größte Chance für die Zukunft. Woher nehmen all diese Menschen diese Hoffnungen?

Blutbildende Stammzellen haben wir ja schon besprochen. Sie sind schon lange bekannt und sehr gut charakterisiert. Die Hoffnung, dass Stammzellen eines Tages im Kampf gegen viele verschiedene Krankheiten des Menschen eingesetzt werden können, beruht auf den so enormen Erfolgen mit diesen blutbildenden Stammzellen, die aus meiner Sicht irgendwie aktuell in der öffentlichen Stammzelldiskussion ganz allgemein nicht den Stellenwert haben, den sie verdienen. Schon seit mehr als vier Jahrzehnten werden blutbildende Stammzellen von Spendern (aus dem Knochenmark oder aus dem Blut selbst heraus isoliert) bei Patienten mit bestimmten Erkrankungen, wie etwa Leukämie, mit großem Erfolg eingesetzt. Vorausgesetzt, die Spenderstammzellen haben passende Gewebemerkmale (und darauf wird natürlich genau geachtet), können sie überlebenswichtige Funktionen im blutbildenden System von Leukämiepatienten übernehmen und dadurch Leben retten. Eine weltweit verbreitete, äußerst erfolgreiche Art der Therapie – mit Stammzellen.

Eventuell ganz besondere solcher Stammzellen sind die, die man im Nabelschnurblut finden kann. Auch mit diesen können Therapien, wie die oben beschriebenen, durchgeführt werden. Diese bei der Geburt direkt aus der Nabelschnur gewinnbaren Stammzellen werden schon seit geraumer Zeit sehr intensiv beforscht. Dabei wird auch die Frage untersucht, ob man aus diesen Zellen im Labor auch noch andere Zelltypen herstellen kann, die man eines Tages auch für die Therapie ganz anderer Erkrankungen des Menschen verwenden könnte.

Es bleibt zu überlegen, ob Eltern bei der Geburt ihres Kindes diese Nabelschnurstammzellen einlagern, aufheben lassen sollen, um sie für eventuell notwendige Therapien im späteren Leben des Neugeborenen zur Verfügung zu haben. Da das mit Kosten verbunden ist, muss man sich das in Ruhe überlegen. Grundsätzlich ist dazu zu sagen, dass die Forschung an adulten Stammzellen ausgesprochen vielversprechend ist und unbedingt intensiv betrieben werden muss. Es stellt sich im Zusammenhang mit dem Aufbewahren von Nabelschnurstammzellen eine ganze Reihe von Fragen, die zu komplex sind, um hier im Detail besprochen werden zu können. Zusammenfassend lässt sich sagen, dass in Mitteleuropa jeder Patient, der an einer entsprechenden Erkrankung leidet, die passenden blutbildenden Stammzellen, die für seine Therapie benötigt werden, bekommt. Die entsprechende Spendersuche, Identifikation und der Stammzelltransfer sind über ein internationales Netzwerk von Ärzten und entsprechenden Experten gewährleistet. Es wird ganz intensiv daran geforscht, die relativ wenigen Nabelschnurstammzellen eines Tages im Labor vermehren zu können. Es wird außerdem wirklich intensiv daran geforscht, aus diesen Stammzellen andere Zelltypen herzustellen, die einmal für die Therapie anderer Erkrankungen eingesetzt werden können. Der aktuelle Stand der Wissenschaft besagt wohl, dass es noch ein langer, vielleicht sogar steiniger Weg bis dahin sein wird.

Ganz allgemein ist zu sagen, dass einzelne Organe, die in unserem Körper nicht mehr so funktionieren, wie sie es sollten, weil etwa als Konsequenz des Alterns eben schon zu viele Zellen abgestorben oder funktionsuntüchtig geworden sind, ersetzt werden können. Die Erfolge der Transplantationsmedizin in den letzten Jahrzehnten waren enorm. Es ist einfach unglaublich beeindruckend, was Transplantationsmediziner heute schon alles zuwege bringen. Ein limitierendes Kriterium dabei ist natürlich die Verfügbarkeit der Spenderorgane. Aber selbst dort könnte und kann die moderne Biomedizin neue Wege zur Lösung vorschlagen. Wir sprechen gleich im nächsten Kapitel darüber.

Was aber den Stammzellansatz betrifft, so denkt man hierbei mehr an Regeneration. Das nicht mehr voll funktionstüchtige Organ soll nicht gänzlich ersetzt werden, sondern durch den Einsatz von Stammzellen soll seine Funktion wiederhergestellt werden. Die Idee ist klar, die Umsetzung erweist sich als schwierig. Es erscheinen für solche Ansätze grundsätzlich adulte Stammzellen besonders gut geeignet zu sein. Die Gefahr, zu Tumorzellen zu entarten, wird bei ihnen als relativ gering eingestuft. Sie können sogar im optimalen Fall vom Patienten selbst stammen und würden dann auch nicht immunologisch abgestoßen. Stammen sie von einem Spender, müssen sie möglichst weit mit den entsprechenden Charakteristika übereinstimmen, ganz ähnlich, wie das bei Organtransplantationen der Fall ist. Es gibt zwar viele verschiedene Quellen für adulte Stammzellen in unserem Körper, und man findet auch sicher noch zusätzliche. Es sind aber meistens nur wenige adulte Stammzellen vorhanden. Um sie also schließlich für solche Therapien einsetzen zu können, müsste man sie im Labor vermehren können, und das wiederum erweist sich als äußerst schwierig und aufwendig. Dennoch setzt die Wissenschaft heute weltweit in größtem Ausmaß auf die Forschung und Therapie mit adulten Stammzellen. Viele klinische Studien laufen gerade, um das therapeutische Potenzial verschiedenster solcher Zellen zu testen.

… am Herzen …

Beim Herzinfarkt sterben Zellen ab, die aufgrund eines verstopften Blutgefäßes nicht mehr richtig versorgt wurden. Es wäre also die Idee, ausgehend von Stammzellen, diese abgestorbenen Zellen durch neue zu ersetzen – eine Regeneration des Herzens zu bewirken. Es gibt offensichtlich in unserem Herz schon auch Stammzellen, aus denen etwa noch Herzmuskelzellen entstehen können, sie scheinen aber diese Regeneration nicht übernehmen zu können. Viele Wissenschaftler sagen, es seien einfach zu wenig dafür vorhanden. Differenziert man im Labor aus embryonalen Stammzellen der Maus ganz bestimmte Zelltypen, so können diese nach ihrem Transfer an Ort und Stelle sich erfolgreich in das geschädigte Mausherz integrieren und dort auch gewünschte Funktionen übernehmen. Es gibt bis heute keine Therapieansätze am Menschen, bei denen embryonale Stammzellen zum Einsatz kommen (wohl auch wegen der erhöhten Gefahr der Entartung).

Ganz ähnliche Ansätze wurden aber am Menschen durchaus in ersten klinischen Studien schon auf ihre Tauglichkeit überprüft, man nahm lediglich verschiedene adulte Stammzelltypen als Ausgangsmaterial. Die ersten Ergebnisse waren allerdings relativ ernüchternd. Viele Gründe werden dafür genannt. Man muss noch genauer untersuchen, welche Zellen am besten dafür geeignet sind. Wie viele Zellen müssen transferiert werden, um die besten Effekte erzielen zu können? Wie genau sollen sie vor Ort gebracht werden? Wo genau soll der Katheter für die Stammzelltransplantation ansetzen? Wie gewährleistet man, dass möglichst keinerlei unerwünschte Nebenwirkungen eintreten? Es sind noch viele Fragen offen, es muss noch viel Forschungsarbeit geleistet werden. Es besteht jedoch breiter Konsens darüber, dass diese stammzelltherapeutischen Ansätze vielversprechend für die Zukunft sind.

… im Gehirn …

Demenzerkrankungen des Menschen werden häufig mit dem Altern assoziiert. Außerdem sind es oft Erkrankungen, die durch Absterben beziehungsweise durch Funktionsverlust von Zellen im Gehirn ausgelöst werden. Wir gehen darauf noch genauer im Kapitel »Ein junges altes Gehirn?« ein. An dieser Stelle sei jetzt einmal darauf hingewiesen, dass Stammzellen auch im Zusammenhang mit solchen Erkrankungen schon seit geraumer Zeit im Gespräch sind. Die Idee ist aber gerade beim Gehirn gar nicht so neu. Lassen Sie mich ein Beispiel geben. Die Symptomatik der Parkinson'schen Krankheit, die schwere motorische Beeinträchtigung wird dadurch ausgelöst, dass Zellen in einer ganz bestimmten Region des Gehirns Betroffener nicht mehr in der Lage sind, Dopamin herzustellen. Dopamin ist aber ein unverzichtbarer Botenstoff des Gehirns. Es ist fixer Bestandteil der entsprechenden Therapie, Medikamente einzusetzen, die die Wirkung von Dopamin simulieren oder kompensieren. Die Parkinson'sche Krankheit ist ein ideales Beispiel dafür, wie viel die moderne Medizin für die Behandlung solcher Erkrankungen bereits geleistet hat und welch ein Spektrum an therapeutischen Maßnahmen im Kampf gegen eine Erkrankung entwickelt werden kann. In diesem Fall reicht dieses Spektrum von Medikamenten bis zu speziellen chirurgischen Eingriffen.

Doch all diesen therapeutischen Maßnahmen sind Grenzen gesetzt. Gerade bei bereits lange erkrankten Patienten lässt die Wirkung schon über längere Zeit angewendeter Maßnahmen nach. Ein visionärer Gedanke wäre es, den Verlust dopaminproduzierender Zellen im Gehirn auf der Basis von Stammzelltherapien auszugleichen. Es gab sogar schon Versuche, Nervenzellen von verstorbenen Föten in das Gehirn von Patienten zu transplantieren. Die Ergebnisse waren aber nicht so ermutigend wie gewünscht. Es wird daher aktuell auf vollen Touren daran geforscht, die richtigen für solche Therapien einsetzbaren Zellen im Labor aus Stammzellen zu entwickeln. Es ist wichtig, bei solchen zellulären Therapien am Ende gewährleisten zu können, dass die richtige Menge an Dopamin in den Gehirnen der Patienten ausgeschüttet wird. Zu wenig ist nicht hilfreich, zu viel könnte sehr ungünstige Nebenwirkungen zur Folge haben. Und trotzdem: Viele

Studien an Versuchstieren haben bereits gezeigt, dass es möglich ist und man sich dabei auch auf dem richtigen Forschungsweg befindet. Es gibt aber niemanden, der im Zusammenhang mit zellulären Therapien für Erkrankungen des Gehirns von morgen zu erwartenden Erfolgen spricht. Man spricht bestenfalls von übermorgen, fast häufiger noch von überübermorgen.

Dass es eine Reihe von Erkrankungen gibt, für die solche Ansätze aber grundsätzlich Erfolg versprechend sind, bestreitet auch niemand. Die meisten dieser Erkrankungen sind typisch für Menschen im höheren, im hohen Alter. Die bis heute so gestiegene Lebenserwartung geht einher mit einem starken Anstieg von Menschen mit Demenzerkrankungen in unserer Gesellschaft. Wer nicht altert, hätte ein wesentlich geringeres Risiko für Krankheiten dieser Art. Und ganz futuristisch gesprochen könnte man sagen, dass es ein durchaus wichtiges Puzzlestück im Kampf gegen das Altern wäre, sein Gehirn zellulär auf »frischestem« Stand zu halten.

... in den Nieren ...

Dass die Funktion der Nieren überlebenswichtig ist, wissen Sie. Dass, im Falle des Falles, Nierentransplantationen bereits gewissermaßen zum Repertoire an Routineeingriffen der Transplantationsmedizin gehören, wissen Sie auch. (Der Begriff Routine bezieht sich hier auf das Gebiet der Transplantationsmedizin und nicht auf den einzelnen Patienten, für den das sicher alles andere als eine Kleinigkeit ist.) Ich erzähle Ihnen aber von einer besonderen Situation in diesem Zusammenhang. Es kommt nicht so selten vor, dass Kinder mit Störungen und Fehlfunktionen ihrer Nieren zur Welt kommen. Es kann in diesen Fällen zu Entzündungen und anderen Komplikationen kommen, die für das Neugeborene nicht selten lebensbedrohliche Ausmaße annehmen. Mediziner versuchen in solchen Fällen mit allen zur Verfügung stehenden Mitteln, von Medikamenten bis zur Dialyse, entgegenzusteuern. Oft nur mit mäßigem Erfolg. Eine Nierentransplantation bei so kleinen Kindern ist äußerst schwierig, oft gar nicht durchführbar – und wenn, mit einem sehr hohen Risiko verbunden.

Das erklärte Ziel ist es, die Neugeborenen so lange am Leben zu erhalten, dass später einmal eventuell eine Transplantation möglich wäre. Eine ganze Reihe von Stammzellforschern, zu denen auch meine Arbeitsgruppe gehört, hat sich daher zusammengeschlossen und einen entsprechenden Forschungsförderungsantrag bei der Europäischen Kommission gestellt. Ziel dieses von der EU finanziell geförderten Forschungsnetzwerks, das sich von Deutschland über Großbritannien, von Italien nach Österreich spannt, ist, zu untersuchen, ob nicht aus bestimmten Stammzellen Zellen entwickelt werden können, die den geschädigten Nieren dieser Neugeborenen helfen können, das zu tun, wofür Nieren eben so unverzichtbar sind, zu filtrieren. Stammzellen aus den Nieren und von anderen adulten Quellen inklusive Fruchtwasserstammzellen werden gerade in verschiedenen Labors daraufhin untersucht, ob sie von Hilfe für solch geschädigte Nieren sein könnten. Es ist erst der Anfang einer sicher noch lange vernetzten Forschungsanstrengung. Dieses Beispiel macht aber doch auch klar, dass es schon ganz konkrete Fragestellungen und Probleme sind, für die man sich eventuell Hilfe von Stammzellen erwartet.

Ein wenig Hilfe

Die Stammzellforschung selbst erhält aber auch gerade Hilfe. Oder vielleicht muss man korrekterweise noch sagen – wird bald Hilfe bekommen. Unter dem Begriff Nanotechnologie fasst man Forschung und Entwicklung im kleinsten Bereich zusammen. Wie klein? Nun, ein Nanometer ist ein Milliardstel Meter. Es geht dabei um die Entwicklung winzigster Partikel und Strukturen mit höchst vielfältigen funktionalen Eigenschaften. Synthetische Nanopartikel etwa sind winzigste, künstlich hergestellte Teilchen mit ganz bestimmten Eigenschaften. Wofür man die in der Biomedizin brauchen könnte?

Man könnte darauf Medikamente immobilisieren und sie ganz zielgerichtet an die gewünschte Stelle im Körper des Patienten bringen, um dadurch die Nebenwirkungen dieser Arzneistoffe zu verringern. Man könnte die Wirkstoffe über diesen Ansatz ganz kontrolliert freisetzen, so wie es eben für die Umsetzung ihrer Wirkung optimal ist. Denkbare Einsatzmöglichkeiten wären sicher die Tumortherapie oder etwa auch die medikamentöse Behandlung von Gehirnerkrankungen. Man könnte bestimmte Implantate mit ganz bestimmten Nanopartikeln beschichten, um deren Verträglichkeit im Körper dadurch zu verbessern. Und dass Implantate, die im Körper des Menschen im Falle des Falles verloren gegangene oder eingeschränkte Funktionen übernehmen sollen, eine Rolle für unsere Diskussion über Altern und die neuesten Innovationen dagegen spielen, liegt auf der Hand und wird auch noch Thema sein. Oberflächen, die mit solchen unsichtbar kleinsten Partikeln beschichtet worden sind, könnten dadurch keimtötend geworden sein, was von Bedeutung für deren Anwendungen in Kliniken und Krankenhäusern sein könnte. Viele, wirklich viele Anwendungen dieser vollkommen neuen und noch in ihren Kinderschuhen steckenden Technologie werden bereits diskutiert.

Ich gebe schon zu, das hört sich alles ein wenig wie Science-Fiction an. Damit haben wir uns aber schon in anderen Zusammenhängen dieses Buches abgefunden, und davon haben wir uns bisher auch nicht abschrecken lassen. Im Zusammenhang mit Stammzellforschung werden Ansätze diskutiert, bei denen bestimmte Stammzellen auf Nanopartikeln aufgetragen und über diesen Weg dann im Körper ganz gezielt an die Stelle gebracht werden könnten, wo man sich davon den größten therapeutischen Nutzen erwartet. Das ist sicher noch Zukunftsmusik. Andererseits wird diese Musik immer lauter, und es gibt schon einige, die dazu tanzen.

Hilfe nämlich von all dem und von noch vielem mehr, einzeln oder in welcher Kombination auch immer, erhoffen, nein erwarten sich Immortalisten auf ihrem Weg in die Unendlichkeit. Sicherlich, man sollte sich nicht zu viel und zu detailliert mit Ansichten und Hoffnungen beschäftigen, die man selbst nicht teilt oder unterstützt. Aber letztendlich muss klar gesagt werden, dass auch niemand, der heute wissenschaftlich seriös darüber nachdenkt, wie man das Altern verlangsamen könnte, an diesen bereits bestehenden und noch kommenden Innovationen vorbeigehen kann und will. Stammzellforschung und Nanotechnologie sind zwei Zutaten, die im großen wissenschaftlichen Rezept gegen das Altern wohl auf keinen Fall fehlen werden. Davon sind in der Tat alle überzeugt – ich mit eingeschlossen.

Organe aus dem Labor?

Der Mensch regeneriert sich ständig selbst, etwa unter Zuhilfenahme seiner körpereigenen Stammzellen. So haben wir es an verschiedenen Stellen dieses Buches bereits detailliert besprochen. Es ist nur kein fehlerfreies und hundertprozentiges Programm, das hierbei abläuft. Die Fehler werden mit der Zeit immer mehr und führen schließlich dazu, dass wir altern und dass damit verbunden das Risiko für bestimmte Krankheiten genauso wie das Sterberisiko steigt. Würde man dieses Programm aber nur besser verstehen, so müssten doch Mittel und Wege zu finden sein, diese Anhäufung von Fehlern zu stoppen oder zumindest drastisch zu verlangsamen. Hätte man alles verstanden, alles bedacht und alles unter Kontrolle, so müsste als Folge daraus der Mensch zu einer vollständig reparablen Maschine werden, die man eben bloß in Schuss halten müsste.

Diese Grundthese derer, die nicht an die Endlichkeit beziehungsweise an die Vergänglichkeit des Individuums glauben wollen, hat uns schon an verschiedensten Stellen dieses Buches gestört beziehungsweise bei uns Unbehagen ausgelöst. Die Mehrheit der Wissenschaftler begegnet dieser Theorie irgendwie pragmatisch: Ob ein individueller Mensch rein theoretisch ein Ablaufdatum hat, ob eine Obergrenze für seine Lebensspanne existiert, die nicht überschritten werden kann, bleibt Gegenstand von vielen Diskussion. Aber der Mensch kann deshalb nicht unendlich werden, weil eben niemals (heute nicht und auch nicht in 10 000 Jahren, oder bleiben wir vorerst einmal doch sicherheitshalber bei 1000 Jahren) alles verstanden, alles bedacht und alles unter Kontrolle sein wird. Es wird möglich und sinnvoll sein, das Altern zu verlangsamen, aber Unendlichkeit ist nicht in realer

Reichweite. An dieser Stelle wage ich es aber dann doch noch, eine provokative Frage zu stellen: Haben wir den Satz »Der Mensch ist eine reparable Maschine« nicht schon seit Langem – eingeschränkt, aber eben doch – akzeptiert? Was ich damit meine? Ich erkläre schon.

Es ist doch irgendwie das Prinzip der Transplantationsmedizin, von dem ich auch durchaus begeistert bin, ein kaputtes, nicht mehr funktionstüchtiges Organ durch ein intaktes eines Spenders zu ersetzen. Ganze oder Teile von Organen, Gewebe oder Zellen, wie etwa blutbildende Stammzellen bei Leukämiepatienten, können und werden transplantiert. Organe einfach ersetzen? Das ist wirklich alles andere als einfach. Aber enorme Fortschritte in diesem Bereich der Medizin haben unser Weltbild inzwischen schon geändert. Was ausgetauscht und transplantiert werden kann, soll ausgetauscht und transplantiert werden. Grundsätzlich und vor allem wenn es um lebensbedrohliche Umstände geht, muss man sich diesem Standpunkt anschließen. Es bedarf, wie ich meine, keinerlei weiteren Erklärung, wenn ich sage, dass die Transplantationsmedizin im Fokus all jener steht, die über das Verlangsamen beziehungsweise Aufhalten des Alterns oder gar über die Frage, warum der Mensch immer noch stirbt, nachdenken. Würde man Gewebe nicht erst dann transplantieren, wenn sie nicht mehr funktionieren, sondern eben schon bei den ersten altersbedingten Verschleißerscheinungen, welche Auswirkungen hätte das auf das Altern des Einzelnen? Eine der häufigsten Todesursachen im hohen Alter sind Herz-Kreislauf-Erkrankungen. Warum warten, bis die Gefäße verstopft sind und das Herz geschädigt ist?

Auch wenn so manche Immortalisten nichts davon hören wollen, die Transplantationsmediziner kennen die heute noch bestehenden Grenzen der ihnen zur Verfügung stehenden Technologie nur zur Genüge. Dieser Idee sind deshalb schon Grenzen gesetzt, weil bestimmte Gewebe und Organe ganz einfach chirurgisch unglaublich schwierig transplantierbar sind. Das ist immer noch eine wesentliche Beschränkung der Transplantationsmedizin. Die Liste der heute »routinemäßig« transplantierten Organe wird von der Niere angeführt, danach kommen die Leber, das Herz, die Lunge und die Bauchspeicheldrüse. Es wurde auch beispielsweise von Transplantationen des Dünndarms, der Zunge, beider Hände oder in jüngster Zeit sogar von Gesichtsteilen berichtet. Vielleicht erscheint die Frage nach den rein technisch chirurgischen Grenzen angesichts dieser enormen Fortschritte doch berechtigt. Es könnte sein, dass Grenzen dieser Art irgendwann einmal nicht mehr existieren.

Eine andere Grenze spielt aber eine mindestens so limitierende Rolle. Seit 1963 wurden zum Beispiel in Deutschland knapp 60 000 Nieren, über 13 000 Lebern und vielleicht ungefähr 10 000 Herzen transplantiert. Und doch müssen Tausende von Patienten auf Spenderorgane warten. Dafür gibt es verschiedene Gründe. Es liegt aber auch daran, dass in verschiedenen Ländern verschiedene Regeln dazu gelten. Letztendlich geht es um den Mangel an geeigneten Organen. Das ist ein äußerst ernstes und bedauerliches Thema, dem vor allem auch politisch zu Leibe gerückt werden sollte. Sie denken, andererseits ist dadurch ja auch den oben erwähnten abartigen Zukunftsvisionen – permanent und noch vor Eintreten von Schädigungen Transplantationen vorzunehmen, um dem Altersverschleiß entgegenzuwirken – ein Riegel vorgeschoben. Gott sei Dank. Ich glaube, da wüssten die Verfechter solcher Ideen einiges zu erwidern, und zwar …

Organe vom Schwein

Der Begriff Xenotransplantation beschreibt das Konzept, Spenderorgane von Tieren zu verwenden. Es sind vor allem Schweine, von denen man sich erhofft, dadurch den Mangel an menschlichen Spenderorganen zu überwinden – auch heute schon. Ich habe mir erklären lassen, dass einer der Hauptgründe für die

Wahl von Schweinen darin zu finden ist, dass die Organgrößen sehr vergleichbar mit denen des Menschen sind. Es gibt aber auch noch andere Gründe dafür. Zwei Probleme gilt es in den Griff zu bekommen vor dem Übergang in eine Zukunft mit Überfluss an vorhandenen, weil von Schweinen gewonnenen Geweben und Organen. Einerseits erkennt die menschliche Immunabwehr Schweineorgane als fremd und stößt sie ab. Aufwendige Maßnahmen zur Unterdrückung der Immunabwehr, die auch nicht ohne Nebenwirkungen sind, bilden die Antwort auf dieses Problem. Eine nicht immer anwendbare und auch nicht immer überzeugende Antwort.

Erinnern Sie sich noch daran, dass wir im Kapitel »Mit Genen das Alter austricksen?« besprochen haben, dass es möglich ist, bei Mäusen mit gentechnologischen Methoden Gene zu inaktivieren oder fremde Gene einzubringen? Ich habe erzählt, dass die Entwickler dieser Technologie dafür mit dem Nobelpreis geehrt wurden. Diese Technologie funktioniert auch bei Schweinen. Mittlerweile wurden unter Zuhilfenahme solcher Ansätze Schweine gezüchtet, die genetische Veränderungen tragen, die eine spätere Abstoßung ihrer Organe durch den menschlichen Empfänger unwahrscheinlicher machen. In die klinische Anwendung müssen diese Organe freilich erst einmal kommen – die Technologie steht aber grundsätzlich bereits zur Verfügung.

Ein weiteres Problem mit Schweineorganen ist, dass diese Tiere endogene Viren in sich tragen, die dem Schwein selbst nichts anhaben können, die aber nach einer Transplantation eines gesamten Organs bei Menschen gefährliche Infektionen auslösen können. Aber auch für dieses Problem gibt es bereits brauchbare angedachte Mittel und Wege. Und wer hätte es geglaubt, auch dafür werden gentechnologische Ansätze in Erwägung gezogen. In Summe werden die Anwendungen in der täglichen klinischen Praxis noch auf sich warten lassen. Immortalisten verweigern aber angeblich heute schon die Verwendung von schweinischen Schimpfwörtern, um nicht gegenüber einem für ihre Pläne noch vielleicht einmal so bedeutenden Tier respektlos zu erscheinen (alles nur sehr angeblich).

Gewebe aus der Zellkultur?

Dass die Transplantationsmedizin eine der Schlüsseldisziplinen für den so erfolgreichen Fortschritt moderner Medizin zum Wohle der Menschen ist, steht außer Zweifel. Sie wird aber höchstwahrscheinlich noch enorm an Bedeutung gewinnen, wenn auf einem verwandten Forschungszweig der Stein, der schon lange rollt, einmal da angekommen ist, wo er hin will. Ich spreche von Tissue Engineering, der Züchtung von Gewebe im Labor. Es besteht überhaupt kein Zweifel daran, dass Tissue Engineering einen der zukunftsträchtigsten Innovationszweige im großen Feld der modernen Biomedizin darstellt. Ausgangsmaterial für die Züchtung von Geweben im Labor sind Zellen, andere Gewebe und vor allem auch die uns schon so gut bekannten Stammzellen.

Als ein Beispiel wären die aktuellen Entwicklungen auf dem Gebiet der Hauttransplantation zu nennen. Nach schweren Verbrennungsunfällen werden den Patienten Stücke unverletzter gesunder Haut entnommen. Aus diesen Hautstücken werden im Labor unter optimalen Zellkultivierungsbedingungen große Hautlappen erzeugt. Diese werden schließlich transplantiert, und der Patient wird sie einmal grundsätzlich nicht abstoßen, da die Ursprungszellen ja von ihm selbst stammten. Viele Verbesserungen sind noch notwendig, und viele Hürden gilt es noch zu überspringen. So wachsen diese Zellen beispielsweise so langsam in den Kulturschalen, dass im schlimmsten Fall die Gefahr besteht, dass der Patient einstweilen bereits verstirbt. Ein anderes Problem ist, dass die im Labor hergestellten Gewebe zumeist von ihrer Funktionstüchtigkeit den Originalgeweben unseres Körpers unterlegen sind. Die so entstandene Haut etwa bildet nur eine bestimmte Schicht, ohne Haare, Poren oder Schweißdrüsen. Einschränkungen wie diese müssen noch in Kauf genommen werden.

Trotzdem, es gibt vielerlei Verwendungsmöglichkeiten für Zellen solcher Art in der Humanmedizin. Bei den routinemäßigen Ultraschalluntersuchungen von Föten während der Schwangerschaft detektieren Pränatalmediziner selten, aber doch einen sogenannten offenen Rücken oder andere Spaltbildungsstörungen, mit denen das noch Ungeborene später zur Welt kommen wird. Die operative Korrektur solcher Fehlbildungen ist oft kompliziert, und die Chirurgen kennen Fälle, wo ein zu transplantierendes Gewebsstück von großer Hilfe wäre. Nicht selten werden von der Schwangeren bei solchen Spaltbildungsstörungen Fruchtwasseruntersuchungen auf eventuell damit einhergehende genetische Auffälligkeiten in Anspruch genommen. Dementsprechend haben wir und andere Kollegen die Frage untersucht, ob aus Fruchtwasserzellen entsprechende Gewebskulturen angelegt werden können. Die Idee dahinter ist, dass vom Zeitpunkt der Fruchtwassergewinnung zum Zwecke einer genetischen Untersuchung des Ungeborenen bis zu seiner Geburt solch eine Gewebekultur im Labor wachsen kann. Das Kind wächst und entwickelt sich im Mutterleib, und parallel dazu wächst die Gewebekultur im Labor. Bei der Geburt des Kindes würde schließlich ein Transplantat für die operative Korrektur der Spaltbildungsstörung verfügbar sein, das vom Neugeborenen nicht immunologisch abgestoßen werden würde, da die Ausgangszellen von ihm selbst stammen würden. Dass das grundsätzlich möglich ist, wurde bewiesen, der Weg zur klinischen Anwendung ist aber noch weit.

Neben Hautlappen bei Verbrennungsopfern gibt es auch noch Haut aus der Tube. In der Tube befinden sich Hautzellen gemischt mit bestimmten biologischen »Klebern«. Zum Einsatz kommt diese Haut zum Beispiel bei chronisch offenen Stellen an Beinen. Auch bereits im klinischen Alltag zur Behandlung von Gelenksschäden befinden sich im Labor gezüchtete Knorpel. Die Liste dessen, was gerade klinisch getestet wird, ist lang und beinhaltet im Labor gezüchtete Kieferknochenstücke, Fettgewebe für Brust-aufbau, Knochenteile, Bandscheiben, Ohrenknorpel und vieles mehr. Die Liste wird wahrscheinlich erst wirklich lang, wenn die Ansätze, die sich noch im Labor- oder Tierversuchsstadium befin-den, erst einmal dem Menschen zur Verfügung stehen werden. Dazu gehören beispielsweise Nieren- oder Lebergewebe, Speise-röhrenteile, Adern, Herzklappen, Haarwurzelzellen oder Zähne. Ganz nach dem visionären Motto: »Wir sind dem Altern nicht mehr mit Haut und Haaren ausgeliefert, weil schließlich beides im Labor nachwachsen kann.«

Die Harnblase

Wir haben bisher von Stammzellen, Geweben und Organteilen gesprochen, aber wie steht es mit ganzen Organen? Können auch ganze Organe im Labor entstehen? Die Antwort scheint eigent-lich klar: Nein. Wie sollte das auch gehen? Schließlich besteht ein ganzes Organ – je nach seiner Komplexität – aus einer Vielzahl verschiedener Zellen, die verschiedenste Strukturen und Funk-tionen ausüben müssen. Außerdem müsste die Versorgung mit Blutgefäßen sichergestellt werden – also nein.

Und doch: Die erste Herstellung eines kompletten Organs im Labor ist dem amerikanischen Urologen und Stammzellforscher Professor Anthony Atala gelungen. Er hat Zellen von einer Harnblase eines Hundes isoliert und im Labor auf ein speziell dafür angefertigtes Polymergerüst aufwachsen lassen. Nach vie-len Versuchen, langen Testreihen und unzähligen Kontrollexpe-rimenten war es endlich so weit: Die erste vollständig im Labor gezüchtete Harnblase war fertig. Als das so entstandene Organ einem Hund transplantiert wurde, war es in der Lage, voll funk-tionstüchtig seine Aufgaben zu erfüllen. Mittlerweile laufen be-reits erste klinische Studien mit Patienten, denen genau diesem Protokoll folgend Zellen ihrer defekten Harnblase entnommen wurden und im Labor daraus eine Harnblase gezüchtet wurde, die schließlich implantiert wurde. Es sind mittlerweile sogar schon einige Patienten, die ein ganz normales Leben mit solch einer im Labor hergestellten Harnblase führen, die sie nach der Transplantation auch nicht abgestoßen haben, da sie ja aus eigenen Zellen im Labor über Tissue Engineering hergestellt wurden. Unglaublich, nicht wahr?

Man muss trotzdem an dieser Stelle sagen, dass es aus heutiger Sicht gerade bei der Herstellung ganzer Organe im Labor wohl vielleicht unüberwindbare Hürden geben wird. Organe, die wesentlich komplexer aufgebaut und organisiert sind als Harnblasen, werden wohl kaum je vollständig im Labor entstehen. Ich denke, das müssen sie ja auch nicht. Es wird für die Zukunft vielleicht ausreichen, wenn Organteile aus dem Labor zur Transplantation zur Verfügung stehen.

Mensch und Maschine

Was aber, wenn bei allen Bemühungen, dem Altern einen Streich zu spielen, biologische Ansätze nicht zum Erfolg führen? Was aber, wenn Stammzellen nicht hilfreich eingesetzt werden können, wenn Organtransplantationen nicht zum Ziel führen oder Gewebe aus dem Labor nicht erfolgreich wären? Man wird sich zu helfen wissen. Eigentlich weiß man sich ja schon heute in diesen Fällen zu helfen.

Um ans Ziel zu gelangen, werden wohl auch noch andere Ansätze zur Anwendung kommen. So hat man schon von Zellbiologen gehört, die angeblich aus einem Stück Koralle ein Daumenendglied geformt haben, darauf Zellen anwachsen ließen, es einem Unfallpatienten auf seinen Daumen transplantierten und schließlich mit Haut überzogen.

Aber eigentlich habe ich an all jene Ansätze gedacht, bei denen nicht mehr vorhandene oder fehlerhafte Körperfunktionen des Menschen maschinell ersetzt werden. Das kennen wir alle schon lange. Was in diesem Zusammenhang aber noch kommen wird und kann, so glaube ich, übersteigt unser heutiges Vorstellungsvermögen bei Weitem.

Herzschrittmacher werden bereits seit langer Zeit erfolgreich eingesetzt. Es gibt in diesem Zusammenhang aber schon neue Ansätze, wie etwa von Körperwärme angetriebene Pumpen, die gewährleisten sollen, dass das Herz nicht überlastet werden kann. Auch die Anwendung von Hörgeräten muss hier wohl dazugezählt werden, auch wenn sie uns aber eigentlich gar nicht mehr so revolutionär vorkommen – weil es sie schon länger gibt. Beeindruckender sind für uns, zumindest heute noch, wenige Millimeter große Netzhautimplantate, die unter Umständen heute schon blinden Menschen gewisse Sehfunktionen vermitteln können. Ein künstliches Herz wird wohl genauso zu den zur Verfügung stehenden Hilfsmitteln der Zukunft gehören wie heute schon künstliche Knie- oder Hüftgelenke. Alle Anwendungen von Nanopartikeln im Zusammenhang mit diagnostischen und therapeutischen Ansätzen werden wohl auch ihr Bestes dazu beitragen, dass uns unser alternder Körper möglichst wenig Kummer bereitet (Stichwort Nanotechnologie).

Ich persönlich bin stets besonders beeindruckt von den neuesten Entwicklungen auf dem Gebiet künstlicher Prothesen: ganze Arme etwa mit Händen, die letztendlich vom eigenen Gehirn gesteuert werden können, und vieles mehr. Weniger beziehungsweise gar nicht beeindruckt bin ich von den auch immer wieder kolportierten Ideen, doch schon bevor erste Anzeichen eines altersbedingten Verfalls im Körper auftreten, so manche Funktionen des Körpers durch künstliche Teile und hoch entwickelte Kleinstmaschinen zu ersetzen. Vorgeschlagen wird solch ein »prophylaktischer maschineller Ersatz« für Körperteile, die einerseits leicht dadurch ersetzbar sind und die andererseits im biologischen Originalzustand ohnedies so »störanfällig« sind. Man will ja schließlich nichts riskieren. Vorgeschlagen wird

diese besondere Art eines Homo Mechanicus allerdings Gott sei
Dank ohnedies nur von vereinzelten besonders beseelten Unend-
lichkeitsfanatikern.

Ein hungriges langes Leben?

Jetzt sind wir selbst an der Reihe

Begonnen haben wir unsere Gedanken über das Altern des Menschen mit der einfach zu beobachtenden Tatsache, dass die durchschnittliche Lebenserwartung bis zum heute lebenden Menschen ganz unglaublich angestiegen ist. Durch die Verbesserung der Nahrungsmittelversorgung, der Trinkwasserqualität oder der Hygienestandards (und vieles mehr) hat sich seit dem römischen Imperium die durchschnittliche Lebenserwartung der Menschen von 22 Jahren auf heute etwa 80 Jahre erhöht. Geht dieser beobachtete Anstieg der Lebenserwartung weiter? Oder pendelt er sich in 100, 500 oder 1000 Jahren auf einem bestimmten Alter ein? Auf welchem Alter würde/wird sich die durchschnittliche Lebenserwartung des Menschen einpendeln und warum? Viele solcher Fragen werden wahrscheinlich erst in Zukunft beantwortet werden können. Gegenwärtig, so besagen es die entsprechenden Berechnungen, ist eine Abflachung oder gar ein Stopp noch nicht abzusehen.

Es ist uns vielleicht nicht so bewusst, aber es waren die jüngsten Entwicklungen in der Humanmedizin, die unser Denken über das Altern und das Sterben noch einmal grundlegend verändert haben. Vieles von dem, was dank der modernen Medizin heute für uns nicht viel mehr ist als ein vorübergehender Zustand von Unannehmlichkeiten und Alltagsunterbrechungen, hätte vor noch nicht so langer Zeit unseren Tod bedeutet: große Wunden nach Verletzungen, Infektionskrankheiten, geburtshilfliche Probleme, ein entzündeter Zahn oder Blinddarm.

Wir haben an mehreren Stellen des Buches bisher näher beleuchtet, dass und warum Altern, das Älterwerden mit ansteigenden Wahrscheinlichkeiten sowohl für das Auftreten einer Reihe typischer Erkrankungen als auch für den in den meisten Fällen durch Krebs (dominiert als Todesursache zwischen dem 40. und dem 70. Lebensjahr) oder Herz-Kreislauf-Krankheiten (dominieren ab dem 70. Lebensjahr) ausgelösten Tod verbunden ist. Wir haben auch bei unseren bisherigen Überlegungen gesagt, dass eigentlich alle Experten und Nichtexperten, die heute über das Altern nachdenken, davon ausgehen, dass hier noch einiges an Spielraum für »Verbesserung« vorhanden ist. Verschiedene Ansätze werden in diesem Zusammenhang vertreten. Viele gehen heute davon aus, dass rein theoretisch ein Limit der Lebensspanne des Menschen vielleicht überhaupt nicht existiert. So manche glauben sogar, wenn man alle Maßnahmen und Interventionen, die heute bereits möglich sind und vor allem die noch möglich sein werden, zusammenfasst, daraus ein Menü für die Unendlichkeit des Menschen zu kochen ist. Wir wissen, dass solche »immortalistischen« Gedanken nur in den Köpfen weniger ernsthaft verankert sind.

Die Mehrheit der Gerontologen vertritt aber doch zumindest auch die Meinung, dass das Altern in Zukunft noch um einiges zu verlangsamen sein wird. Unabhängig davon, ob es nun eine grundsätzliche Höchstspanne für das menschliche Leben gibt oder nicht, meinen die meisten Experten, dass Unendlichkeit niemals zu erreichen sein wird, da es zu viele und zu komplexe Ereignisse sind, die das Altern und das Sterberisiko des Menschen steuern, um jemals in der Lage zu sein, sie vollkommen zu verstehen. Selbst wenn man eines Tages (und das könnte ja auch in 1000 Jahren sein) einem Verständnis dieser Abläufe entscheidend näher gekommen ist, die Möglichkeit eines vollständigen »Ausschaltens« dieser Prozesse und Vorgänge wird ausgeschlossen.

Ich weiß, es gibt viele Wissenschaftler, die stets von Aussagen beseelt sind, wie etwa: »Das hätte wohl niemand für möglich gehalten!« oder »Sag niemals nie!« Das Ziel dieser Überlegungen wird vielmehr sein, so die heute gängige Meinung, den allgemeinen Gesundheitszustand, das Gesundheitsprofil zu verbessern, zu »verjüngen«. Ein 50-Jähriger wird das Gesundheitsprofil eines 40-Jährigen und ein 70-Jähriger das eines heute 60-Jährigen haben. Dadurch werden sowohl die Rate an Erkrankungen, die im Alter gehäuft auftreten, als auch das mit dem Altern ansteigende Sterberisiko zu senken sein, so der Ansatz. Die Vorteile für den Einzelnen liegen genauso auf der Hand wie die Vorteile für die Gesellschaft im Gesamten. Es muss eigentlich logischerweise für alle zukünftigen Überlegungen und Strategien das erklärte Hauptziel sein, länger jung zu bleiben, anstatt gleich schnell zu altern, aber dann schließlich erst später zu sterben, also länger alt zu sein.

Unabhängig davon, ob das Ziel Unendlichkeit oder viel realistischer eine Verlangsamung des Alterns ist, die Mittel und Wege zu deren Erreichung sind ähnlich. Wir haben sie detailliert und einschließlich aller ihrer Facetten besprochen. Was schon erreicht wurde, muss erhalten bleiben. Verbesserte Hygienestandards, Ess- und Lebensgewohnheit gemeinsam mit den heute bereits angewendeten Errungenschaften der modernen Medizin haben uns bis hierher gebracht. Wir werden dadurch eigentlich schon sehr alt – und das auch schon relativ gesund und vital. Aber, so die Überlegungen, es geht noch besser. Um noch eine Verbesserung zu erreichen, will man sich einer Reihe ganz neuer Ansätze in der Humanmedizin bedienen. In den vorigen Kapiteln haben wir gerade das entsprechend angedachte Spektrum dieser Ansätze diskutiert: neue Stammzelltherapien, neueste Entwicklungen in der Transplantationsmedizin, Tissue Engineering, die Herstellung ganzer Organe im Labor, Gendiagnostik, Gentherapie, künstliche Implantate und Transplantate und/oder auch Nanotechnologie.

In einem sind sich aber alle Experten einig: All das wird nur dann zum gewünschten Ziel führen, wenn der Einzelne entscheidend dazu beiträgt. Liebe Leserinnen und Leser, jetzt kommt, was kommen musste: Jetzt sind wir an der Reihe. Die kommenden Kapitel machen es uns schonungslos klar. Warum Rauchen schädlich ist, brauchen und werden wir nicht noch einmal besprechen. Dass viele von uns eventuell nicht richtig schlafen, wird uns vielleicht überraschen (wir werden es besprechen), dass moderate körperliche Ertüchtigung für alles, also auch gegen das Altern gut ist, weniger (wir werden es uns auch noch genauer ansehen). Legen Sie den Schokoriegel weg und bleiben Sie gespannt, denn jetzt geht es um Altern und unsere Ernährung. Einer meiner Lieblingsschauspieler, Woody Allen, soll einmal gesagt haben, dass man, um alt zu werden, all das vermeiden und unterlassen muss, wofür es sich lohnen würde, älter zu werden. Egal, wer das wirklich und als Erster gesagt hat: Wir müssen uns genauer mit der Sache befassen, da bleibt uns nichts anderes übrig.

Sage mir, wie viel du isst, und ich sage dir, wie alt du wirst

Gleichgültig, ob es die vielen 100-Jährigen in der Provinz Nuoro (Sardinien) oder auf der Insel Okinawa sind, es wird immer automatisch und reflexartig deren ganz spezielle Ernährung für ihr hohes Alter mitverantwortlich gemacht. Aber warum? Die Ernährungspläne dieser beiden Gruppen an Superalten haben einerseits mit Sicherheit wenig miteinander zu tun. Und andererseits haben wir bei den Bewohnern der Insel Okinawa ja sogar von einer eventuellen genetischen Mitbegründung gehört. (Denken Sie an die bestimmten Varianten der HLA-Gene, die gehäuft gefunden wurden.) Die Siebenten-Tags-Adventisten in Utah etwa leben im Mittel acht Jahre länger als der amerikanische Durchschnitt, was stets darauf zurückgeführt wird, dass sie keinen Alkohol trinken, grundsätzlich nicht rauchen, sogar niemals Kaffee konsumieren und sich vor allem auch sehr gesund ernähren. Um diesen Zusammenhängen auf die Schliche zu kommen, müssen wir an dieser Stelle zuerst einmal zwei Dinge voneinander unterscheiden: 1.) Es geht das Gerücht um, dass Kalorienreduktion lebensverlängernd wirkt. 2.) Bestimmte Inhalte unserer Nahrung sind besonders schädlich, andere aber angeblich besonders förderlich für ein langes gesundes Leben. Beginnen wir einmal mit dem Ersteren. Was ist also dran an den appetitverderbenden Schlagzeilen über Askese und ein langes Leben?

Ich habe ein gute und eine schlechte Nachricht. Welche wollen Sie zuerst hören? Also gut, die schlechte Nachricht zuerst. Es ist schon lange nicht mehr nur ein Gerücht, dass eine Reduktion an Kalorien lebensverlängernde Wirkung hat, sondern es ist bereits als Tatsache wissenschaftlich erwiesen. Jetzt die gute Nachricht. Es ist noch nicht bewiesen, dass etwas, das beispielsweise ein Mäuseleben verlängern kann, auch uns hilft. Es ist in vielen verschiedenen internationalen Untersuchungen bewiesen worden, und es ist durch unzählige wissenschaftliche Studien belegt worden: Die Lebenserwartung unterschiedlichster Organismen, von der Hefe über C. elegans (den Fadenwurm) bis zu Säugetieren, wie etwa der Maus, lässt sich allein durch eine Reduktion der täglichen Aufnahme an Kalorien (das entsprechende internationale Schlagwort ist caloric restriction) um bis zu 50 Prozent steigern. Diese unglaublichen Befunde treffen sowohl auf die durchschnittliche Lebenserwartung als auch auf die maximale Lebenserwartung dieser Tiere zu. Das ist beeindruckend (und schade zugleich) – nicht wahr? Wie viel weniger mussten die Mäuse zu sich nehmen, um einen Effekt zu erzielen? Das ist schließlich nicht uninteressant, falls wir selbst einmal für uns darüber nachdenken sollten. Es reichte in verschiedenen Studien schon eine um 20 Prozent reduzierte Kalorienaufnahme aus, und die Tiere lebten schon länger.

Für all jene unter uns, die verfrüht, weil es ja noch nicht bewiesen ist, dass es dem Menschen auch etwas bringen würde, schon einmal zumindest kurz darüber nachdenken: Mäuse essen prinzipiell – so wie alle Tiere, es sei denn, sie werden als dominierte Haustiere gehalten, die sich schließlich dann oft den Essgewohnheiten ihrer Frauchen und Herrchen anpassen müssen (die Ärmsten) –, bis sie satt sind. Das ist wichtig, da diese Studien davon ausgehen, dass Kalorienrestriktion zu Hunger führt, weil sie unter der Normalernährung liegt. Ich denke, Sie haben schon verstanden, worauf ich hinaus wollte. Wenn jemand wie ich bedauerlicherweise, aber dafür konsequent zu viel isst, dann ist eine 20-prozentige Kalorienreduktion mit Sicherheit noch nicht das, was hier eigentlich gemeint ist (lassen Sie mich schnell einmal rechnen – 20 Prozent von zwei Tafeln Schokolade – na ja, das würde gehen …).

Es laufen auch bereits Studien zu diesen Fragen mit Primaten, die uns ja noch ähnlicher sind. Man muss aber einige Zeit warten, bis man wissen wird, ob bei diesen Tieren ein ähnlicher Effekt erreichbar ist. Es ist aus heutiger Sicht schwer vorauszusehen, ob eine entsprechende Kalorienreduktion beim Menschen lebensverlängernde Wirkung hätte. Vielen Anti-Aging-Fanatikern scheint das aber egal zu sein, und sie haben schon mit einem lebenslangen Fasten begonnen (wenn es lebenslang sein soll, muss man logischerweise ja früh beginnen). Es wird Sie jetzt auch sicher nicht verwundern, dass es wohl kaum einen übergewichtigen Immortalisten gibt. Vielmehr findet man unter dieser Gruppe von Menschen eine Vielzahl extrem Dünner.

Und wieder: Länger jung oder länger alt?

Bevor wir uns die molekularen Mechanismen, die man nach heutigem Stand der Wissenschaft für den Effekt der Kalorienreduktion auf die Lebensspanne von Modellorganismen verantwortlich macht, genauer ansehen, möchte ich noch zwei Aspekte hervorheben. Einerseits leben diese Tiere dann länger, andererseits sind sie aber offensichtlich durch die Reduktion an Kalorien häufig subfertil, ihre Fruchtbarkeit ist herabgesetzt. Es muss betont werden, dass in diesen Studien die Tiere nicht mangelernährt wurden,

176

sie etwa zu wenig Vitamine erhalten hätten, sondern sie haben lediglich weniger Kalorien zu sich genommen. Man meint daher heute, dass die beobachtete gestiegene Subfertilität noch mit entsprechenden Nahrungsergänzungen auszugleichen sein wird. Es war nicht etwa so, und das muss betont werden, dass die so ernährten Tiere irgendwelche Erkrankungen bekamen, die eben auf Mangelernährung zurückzuführen wären. Im Gegenteil, man konnte bei den studierten Mäusen beobachten, dass typische mit dem Altern assoziierte Phänomene, wie Krebs, Störungen der Nierenfunktionen oder Abbauerscheinungen der Knochen, weniger häufig waren.

Durch dieses ganze Buch zieht sich meine Beschäftigung mit einem für mich besonders interessanten Aspekt experimentell verlängerter Lebensspannen (ich weiß aus vielen Gesprächen mit Freunden, dass das ganz offensichtlich für viele eine der faszinierendsten Fragen dieser Diskussionen ist): Sind die nun länger lebenden Tiere genauso schnell alt geworden und sterben einfach später – also sind sie länger alt? Oder altern sie einfach langsamer oder verzögert und sind dann schließlich ja länger jung? Die gerade beschriebenen Beobachtungen hinsichtlich der Abnahme von mit dem Altern gehäuft auftretenden Krankheiten und Verschleißerscheinungen würde wohl irgendwie eher für Letzteres sprechen. Und doch vertreten die meisten Wissenschaftler die Ansicht, dass die Wahrheit wahrscheinlich in der Mitte liegt.

Zusätzlich möchte ich aber auch eine provokante Frage stellen dürfen. Diese Mäuse leben ein Leben unter permanentem Hungergefühl. Irgendwie werde ich den Gedanken nicht los, dass eine Übertragbarkeit solcher Ergebnisse auf den Menschen vielleicht auch daran scheitern könnte, dass man hier schließlich psychische Aspekte außer Acht lassen müsste, was man beim Menschen eben nicht kann. Inwieweit würden lebensverlängernde körperliche Effekte einer Kalorienreduktion durch ein gehäuftes Auftreten psychischer Erkrankungen, ausgelöst durch einen permanenten psychischen »Ausnahmezustand«, wieder geschmälert? Ein dadurch ausgelöstes gehäuftes Auftreten psychosomatischer Erkrankungen könnte letztendlich alle lebensverlängernden Effekte zunichte machen.

Freie Radikale, Epigenetik und sonst noch so manches

Ich habe Ihnen erzählt, dass ich als Kind übergewichtig war und daher die Parole beziehungsweise Future-Grundthese vertrat: »Wenn ich einmal groß bin, wird dick cool sein!« Hätte ich damals eine Ahnung von einem Zusammenhang zwischen Kalorienrestriktion und Altern gehabt, hätte ich vielleicht oder sogar wahrscheinlich über eine andere Parole nachgedacht.

Als wir über die molekularen Mechanismen des Alterns gesprochen haben, haben wir festgehalten, dass in der Zelle im Zuge des normalen Stoffwechsels sogenannte freie Radikale entstehen (in den Mitochondrien, den Kraftwerken der Zellen). Sie können durchaus auch von positiver Bedeutung für Zellen sein. Sie haben aber auch das Potenzial, anderen Molekülen Elektronen zu entreißen. Durch diesen Mechanismus schädigen freie Radikale für die Zelle so wichtige Moleküle, wie Proteine, Lipide oder auch die DNA. Mit der Zeit richten freie Radikale immer mehr Schäden an verschiedenen Molekülen der Zelle an, die zu funktionellen und strukturellen Veränderungen führen, welche die Zelle altern lassen.

Ist der Stoffwechsel eines Organismus hoch, entstehen mehr freie Radikale, und ein schnelleres Altern ist die Folge. Soweit zumindest die Theorie. Mutationen in Genen des Insulin-Übertragungsweges führen zu einem niedrigeren Stoffwechsel und eventuell dadurch zu einem verlangsamten Altern und einer höheren Lebensspanne. So haben wir es bereits besprochen. Man geht also auch bis zu einem gewissen Grad davon aus, dass eine Herabsetzung des Stoffwechsels von Mäusen durch Kalorienrestriktion über diesen Prozess zu einer höheren Lebenserwartung führt. Wir haben schon an anderer Stelle gesagt, dass die Sache so einfach wohl nicht ist, gar nicht sein kann.

Ein anderer Mechanismus, den wir auch schon besprochen haben, spielt mit Sicherheit eine zusätzliche Rolle für den Effekt kalorischer Restriktion in Bezug auf die Lebenserwartung. Wir haben uns darüber unterhalten, dass die Tatsache, dass Haut-, Muskel- oder Nervenzellen so unterschiedlich sind, obwohl sie alle dieselben Gene haben, darauf beruht, dass sie verschiedene Sets davon verwenden, davon aktivieren. Das wird unter anderem (aber nicht allein) dadurch geregelt, dass die DNA, besser gesagt die entsprechenden Genabschnitte auf der DNA, durch chemische Veränderungen (Methylgruppen) ein- beziehungsweise ausgeschaltet werden. Man bezeichnet dieses Prinzip als Epigenetik. Epigenetische Mechanismen sind folglich von größter Bedeutung für Zellen und Organismen. Ein Grund für die beobachteten Unterschiede bei eineiigen Zwillingen, die ja Träger derselben Genvarianten sind, ist wohl (unter anderem) auch ihr verschiedenes epigenetisches Aktivierungsmuster ihrer Gene. Dass Epigenetik auch eine große Rolle für das Altern spielt, ist schon länger bekannt. Eine ganz aktuelle Studie einer Forschergruppe um Hans Bjornsson von der John Hopkins University in Baltimore hat etwa gezeigt, dass sich die epigenetischen Aktivierungs- und Inaktivierungsmuster auf der DNA im Laufe des Älterwerdens verändern und dass das bei Verwandten ähnlicher abläuft als bei Nichtverwandten. Auch im Zuge von Experimenten zur Kalorienrestriktion hat man epigenetische Veränderungen beobachtet.

Ernährung, Lebensspanne und Epigenetik – da fällt mir immer auch ein äußerst interessantes Beispiel aus der Natur ein. Ich brauche Ihnen nur zu sagen, dass innerhalb eines Bienenstocks die Königin, die Drohnen und die Arbeiterinnen alle dieselben Gene haben, und Sie wissen schon, worauf ich hinaus will. Eine Raupe und ein daraus entstehender Schmetterling haben schließlich auch dieselben Gene – klingelt etwas? Bienenkönigin und Arbeiterin sehen vollkommen anders aus und, was für unsere Diskussion von Bedeutung ist, sie leben auch verschieden lang. Königinnen werden mehrere Jahre alt, wohingegen Arbeiterinnen maximal ein paar Monate leben. Wie all das sein kann, wo sie doch dieselben Gene haben? Es sind epigenetische Phänomene, das Modifizieren der DNA zum Zwecke des Ein- und Ausschaltens von Genaktivitäten, die den Unterschied machen. Es ist ähnlich gelagert wie bei Hautzellen und Muskelzellen unseres Körpers: dieselben Gene, aber verschiedene Aktivitäten, nicht allein, aber doch wesentlich gesteuert durch Epigenetik. Der wesentliche Unterschied ist, dass es bei den Bienen den gesamten Organismus sowohl in seinem Erscheinungsbild als auch in seiner Lebenserwartung betrifft. Das ist schon beeindruckend.

Aber wie steht es um den Zusammenhang mit der Ernährung und diesem Bienenphänomen? Nun, die Ernährung in Form von Gelee Royale macht aus einer Biene eine Königin mit der viel längeren Lebenserwartung – so die beeindruckende Theorie. Es wird uns durch dieses Beispiel auch zusätzlich vor Augen geführt, wie sehr von außen beeinflussbar eigentlich die Lebensspanne eines Organismus ist.

Eine wichtige Gruppe an Proteinen (Eiweißen), die für die Aktivierung und Inaktivierung von bestimmten DNA-Abschnitten zuständig ist, sind die Sirtuine. Ein Zusammenhang zwischen den Sirtuinen und dem Altern wurde erstmals im Modellsystem Hefe beschrieben. Es waren auch Experimente mit Hefe, die gezeigt haben, dass Kalorienrestriktion einen starken Einfluss auf die Aktivität von Sirtuinen hat. Bei Säugetieren kennt man mittlerweile mehrere SIRT-Gene. Wenn es auch schon erste Hinweise in diese Richtung gibt, wie genau SIRT-Gene bei Säugetieren reguliert werden und inwieweit es auch hier einen Zusammenhang zur Kalorienrestriktion beziehungsweise gar zur Kontrolle der Lebensspanne gibt, wird noch Inhalt vieler Forschungen sein.

Es wurde auch in Studien an Modellorganismen gezeigt, dass Resveratrol die Aktivität von Sirtuinen reguliert. Warum das von Bedeutung sein könnte? Ich erzähle es schon.

Sage mir, was du trinkst, und ich sage dir, wie alt du wirst – der Rotwein

Im Zusammenhang mit den vielen 100-Jährigen in der Provinz Nuoro auf Sardinien haben, wahrscheinlich angetrieben von Werbemanagern und Public-Relations-Beratern, die italienischen Medien stets (und heute noch) vom italienischen Rotwein gesprochen. Als ich Ihnen das erste Mal von Nuoro und seinen Bewohnern erzählt habe, habe ich Ihnen versprochen, die Sache mit dem Rotwein auch noch etwas molekularer zu betrachten. Ich möchte Ihnen nichts schuldig bleiben.

Wein im Übermaß getrunken ist ungesund und gefährlich, das brauche ich Ihnen nicht näher zu erläutern. Zusätzlich und für unser Interesse am Altern relevant, stehen der darin enthaltene Alkohol und Zucker unter Verdacht, eine lebensverkürzende Wirkung zu haben. Das wurde bei Untersuchungen an Modellorganismen so beobachtet. Eine Reihe von Studien kam zu dem Schluss, dass in Ländern, in denen viel Bier getrunken wird, Herzerkrankungen wahrscheinlicher auftreten. In Ländern aber, in denen bevorzugt und viel Rotwein getrunken wird, ist die Zahl an Herzerkrankungen geringer. Sie erinnern sich, dass Herz-Kreislauf-Erkrankungen eine der beiden häufigsten Todesursachen im höheren Alter sind. Frankreich gehört mit Sicherheit und eindeutig zu den »Rotwein-Ländern«. Franzosen essen mehr Fleisch und fettreiche Kost als viele andere Mittelmeeranrainer, sterben aber trotzdem nicht jünger. Obwohl die Franzosen mehr Alkohol, allerdings mehrheitlich bis fast ausschließlich eben Rotwein trinken als die Bewohner vieler anderer Länder, sterben nur in Japan weniger Menschen an Herzkrankheiten als in Frankreich. Dieses Phänomen wird als das »Französische Paradoxon« bezeichnet. Und natürlich hat man sich auf die Suche gemacht, ob und welche Inhaltsstoffe im Rotwein dafür verantwortlich sein könnten. Gefunden hat man das in den Schalen roter Trauben enthaltene Resveratrol.

Resveratrol ist ein sogenanntes Polyphenol, das mittlerweile als Wundermittel für und gegen alles angepriesen wird. Viele Studien, die die Auswirkung von Resveratrol auf Tumorentwicklung, Entstehung von Herz-Kreislauf-Erkrankungen und auf das Altern untersucht haben, stellen ihm aber auch ein wirklich gutes Zeugnis aus. Wie wirkt Resveratrol? Wenn wir es einmal aus der Sicht des Alterns betrachten, und das sollten wir in diesem Buch natürlich tun, so ist Resveratrol ein wichtiger Regulator zweier sehr prominenter molekularer Mechanismen von großer entsprechender Relevanz.

Resveratrol wirkt als Antioxidans und kann daher die so entscheidenden, weil schädigenden freien Radikale in der Zelle beseitigen. Solch eine antioxidative Wirkung haben viele Nahrungsinhaltsstoffe. Beschrieben ist eine antioxidative Wirkung auch etwa für Vitamin A (unter anderem zu finden in Orangen, Karotten, Spinat, Brokkoli), Vitamin C (in Obst, Gemüse, grünem Tee etc.) Vitamin E (in pflanzlichen Ölen), Carotinoide (Karotten, Orangen, Paprika, Tomaten, Spinat etc.), Ubichinon (in Fisch, Leber, Nüssen, Spinat etc.) und Flavonoide (unter anderem in Soja, Orangen, Äpfeln, grünem Tee und – der Kreis schließt sich – in Rotwein).

Zusätzlich ist Resveratrol erwiesenermaßen ein potenter Regulator der Sirtuine, für die schon in Modellorganismen gezeigt wurde, dass sie wiederum das Altern und die Lebensspanne regulieren. Resveratrol hat dieselben Effekte auf Sirtuine wie Kalorienrestriktion, nur dass man vom Rotweintrinken nicht hungrig wird. Andererseits kann man wieder nicht so viel Rotwein trinken. Können vielleicht schon, aber sollen nicht. Das hat natürlich sofort die Pharmaindustrie auf den Plan gerufen, und es gibt heute eine Reihe an Resveratrolpräparaten auf dem Markt. Diese Präparate sind die »Kassenschlager« der Anti-Aging-Bauchläden.

Zur Provinz Nuoro und den kolportierten Effekten des Rotweins wäre also zu sagen, dass es schon möglich ist, dass es etwas mit dem italienischen Rotwein zu tun hat, dass viele Menschen dort so alt werden. Natürlich wäre dazu aber noch zu ergänzen, dass italienischer Rotwein nicht mehr oder weniger Resveratrol enthält als zum Beispiel österreichischer (in Österreich wirkt die Sache vielleicht einfach deshalb nicht so gut, weil wir eben doch mehr Schweinsbraten und Wiener Schnitzel essen können als irgendein anderes Land). Es ist folglich nicht der italienische Rotwein, sondern einfach jeder Rotwein, aber bitte sagen Sie es nicht den sonst so enttäuschten italienischen Werbemanagern und Public-Relations-Beratern.

Ich habe mir fix vorgenommen, einmal in einem dieser wirklich exquisiten Wein-Wellness-Center zu urlauben. Nach einer Merlot-Packung, gefolgt von einem Sauvignon-Peeling und einer Dusche mit einem Pinot-Noir-Duschgel würde ich meine Haut mit einer Cabernet-Hautcreme verwöhnen. Sie meinen, das gibt es nicht. Das gibt es! Sie meinen, bei mir hilft das aber nichts. Von mir aus, aber vielleicht wäre es trotzdem lustig, sich mit einem Duschgel zu duschen, das aus Dingen gemacht ist, die andere gerne trinken würden. Warum ich danach allerdings nicht 20 Jahre jünger aus der Dusche steigen werde, hat nichts mit mir persönlich zu tun, sondern lediglich damit, dass man über die Haut niemals genügend Resveratrol aufnehmen kann, und schon gar nicht so viel wie über den Magen.

Übrigens ist Resveratrol auch im Weißwein enthalten, nur weniger davon. Sie denken gerade darüber nach, ob das Sprichwort »Kinder und Betrunkene sagen die Wahrheit« etwas mit einer kurzfristigen Megaverjüngung Betrunkener durch einen sehr hohen Resveratrolanteil zu tun hat. Die Antwort ist nein. Biertrinker sagen schließlich auch die Wahrheit.

Das Gewicht

Nach allem was wir jetzt über Ernährung und Altern gesagt und gehört haben, muss man abwarten, ob die lebensverlängernden Effekte der Kalorienrestriktion (des Hungerns) von den Studien mit verschiedenen Modellorganismen auf den Menschen überhaupt jemals übertragbar sein werden. Selbst wenn das so wäre, habe ich meine Bedenken darüber geäußert, dies einmal wirklich als Anti-Aging-Maßnahme für den Menschen ins Kalkül zu ziehen. Ein Leben lang zu hungern, ein Leben unter permanentem Hungergefühl muss auch aus psychischer Sicht auf seine Sinnhaftigkeit hinterfragt werden. Wahrscheinlich, so muss man es wohl aus den Ergebnissen an Tiermodellen schließen, wäre damit auch beim Menschen eine gewisse Subfertilität verbunden. Sehr untergewichtige Menschen, und auf das würde Kalorienrestriktion beim Menschen wohl hinauslaufen, könnten außerdem eventuell auf sich (wie auch immer) ändernde Umweltbedingungen nicht so vorbereitet, nicht so gerüstet sein wie andere. Man muss nicht nur überprüfen, ob Kalorienrestriktion für den einzelnen Menschen von Vorteil für seine Lebenserwartung wäre (was ich eben noch bezweifle), sondern man muss auch hinterfragen, ob es für alle Zukunft überhaupt ein gangbares Konzept wäre. Wissenschaftliche Instrumente, um das zu untersuchen oder zu bestimmen, fehlen uns aber weitgehend. Mit Freude und großer Zufriedenheit stelle ich außerdem fest, dass das mediale Schönheitsideal (etwa bei Models) sich jetzt auch wieder der Normalität nähert. Man war ja schon geneigt, anzunehmen, dass der Anteil an hungernden, hoffenden Immortalisten unter den Models dieser Welt besonders hoch ist.

Dass gesunde richtige Ernährung ein enorm wichtiger Bestandteil eines vitalen und fitten Lebens ist, steht ja vollkommen außer Zweifel. Und natürlich kann man durchaus auch so weit gehen, zu sagen, dass eine gesunde Ernährung einen lebensverlängernden Effekt haben muss und hat. Im Speziellen treten viele Erkrankungen, die mit dem Altern assoziiert sind, zusätzlich wahrscheinlicher bei stark übergewichtigen Menschen auf, von bestimmten Krebserkrankungen bis zu Herz-Kreislauf-Erkrankungen und vielem mehr. Egal wie kompliziert die molekularen Regulationsmechanismen sind, die wir gerade im Zusammenhang mit Altern und Ernährung besprochen haben, es ist so simpel wie wahr, dass das Vermeiden von starkem Übergewicht lebensverlängernde Aspekte hat. Nicht in dem Sinn, dass dadurch die Lebensspanne des Menschen verlängert werden kann, aber in dem Sinn, dass der Einzelne gesund und vital bleibt. Ganz ähnlich ist die Sache gelagert, wenn man von körperlicher Ertüchtigung, von moderatem Sport und Altern spricht. Darüber werden wir uns noch unterhalten.

Zum Abschluss dieses Kapitels stellt sich jetzt noch die Frage nach dem Gewicht. Es ist interessant, aber die Diskussion, ob leichtes Unter- oder leichtes Übergewicht die Lebensspanne, die Lebenserwartung des Einzelnen beeinflusst, wird seit Langem wissenschaftlich geführt. Die Ergebnisse bleiben allerdings unklar. Idealgewicht ist ideal, aber ob leichtes Unter- oder Übergewicht so sehr weniger ideal in Bezug auf die Lebenserwartung ist, ist schwierig zu beantworten. All die entsprechenden durchgeführten Beobachtungen und Studien leiden wahrscheinlich darunter, dass die Effekte von leichtem Über- beziehungsweise Untergewicht auf die Lebenserwartung zu schwach sind und daher ständig von den Effekten stärker beeinflussender Komponenten, wie etwa Rauchen, Alkohol, Genetik, Fitness und der Frage was man isst, wenn man isst, überlagert werden. Eigentlich gut so – oder?

Ein junges altes Gehirn?

Wie alt wäre das Gehirn?

Den Einstieg in dieses Kapitel möchte ich mit einer Spekulation bestreiten. Ich weiß, wir haben das schon an verschiedenen Stellen dieses Buches mehr oder weniger so vereinbart: Man muss davon Notiz nehmen. Man muss es diskutieren. Man soll sich aber, wenn man selbst großteils zu einer anderen These tendiert, nicht zu sehr davon leiten oder gar dominieren lassen.

Die Rede ist, Sie haben es sich sicher schon gedacht, von der These der Immortalisten, dass der Mensch vielleicht langsam, aber doch unaufhaltbar auf seine Unendlichkeit zugeht. Ich möchte an dieser Stelle auch betonen, dass ich keineswegs respektlos gegenüber diesen Thesen oder deren Anhängern sein will, wenn ich in diesem Buch den einen oder anderen Scherz mache. Unter dem Schirm dieser Thesen versammeln sich auch gar nicht wenige sehr angesehene und höchst aktive Wissenschaftlerpersönlichkeiten, die ihre Argumente keinesfalls als Konsequenz spontaner Eingebungen vortragen, sondern ihre Ideen mit wissenschaftlicher Herangehensweise zu untermauern suchen.

Ich habe schon gesagt, dass es mir persönlich plausibler erscheint, dass der menschliche Körper einfach zu komplex und facettenreich ist, um ihn überhaupt so detailliert verstehen zu können, um alle durch den Prozess des Alterns ausgelösten möglichen Ereignisse mit all ihren Eventualitäten bereits bedacht und ihnen entgegengewirkt zu haben, bevor auch nur ein Hauch von Altern eingetreten ist. Das ist und wäre notwendig, um Unendlichkeit zu erlangen. Sowohl das Wort »Unendlichkeit« als auch »Unsterblichkeit« (immortal) beschreiben den Zustand, der dann theoretisch eintreten würde, nur eingeschränkt. Schließlich wäre der Mensch auch dann noch endlich und sterblich, etwa als Konsequenz von Mord, Selbstmord oder Unfall.

Die Schritte, die heute in Richtung Unendlichkeit unternommen werden, sind den Immortalisten nicht groß und schnell genug gesetzt. Sie fordern mehr Geld für die Forschung in diesem Bereich. Das verlangen aus gutem Grund alle Gerontologen, weil ja auch eine Verlangsamung des Alterns schon von größtem medizinischen und sogar ökonomischen Nutzen für den Menschen wäre. Aber wenn man die Schriften von Immortalisten (mit all ihren Untergruppen) liest, wird man dabei das Gefühl nicht los, sie seien nicht wirklich verärgert darüber, weil sie sich so sicher sind, eines Tages recht zu bekommen.

Innerhalb der Immortalisten bemerkt man noch gewisse grundlegende Unterschiede in den Strömungen. Solch ein Unterschied ist beispielsweise dadurch gekennzeichnet, dass es verschiedene Ansichten darüber gibt, wann es so weit ist, wann der Mensch endlich unendlich ist. Die einen glauben, es lohnt sich noch, durch Kalorienrestriktion, Resveratroltabletten und eine Unzahl anderer Präparate, durch den Verzicht auf Alkohol (den vorteilhaften Effekt hat man ja durch die Präparate, die man einnimmt, ohnedies, und die negativen Effekte gehören unbedingt vermieden) und auf Rauchen, durch moderate körperliche Ertüchtigung und vieles mehr so lang es nur irgendwie geht, am Leben zu bleiben, da die Chance besteht, dass man dann noch in den Genuss der Unendlichkeit kommt. Andere Strömungen innerhalb der Immortalistenbewegung aber meinen, die Unendlichkeit kommt nicht schon morgen, sondern erst übermorgen. Es könne in 100, aber auch erst in 500 oder 1000 Jahren so weit sein, aber es kommt. Sie alle einigt ihre feste Überzeugung, dass sie kommt – früher oder später –, die Unendlichkeit, die Unsterblichkeit. Sterben gibt es dann nur noch als Konsequenz von Unfällen, oder wenn andere es so wollen, oder wenn man es selbst so will. Wenn man es selbst so will? Das könnte uns beispielsweise schon einmal interessieren.

Sollten die Immortalisten am Ende recht bekommen (und das werden sie nach all dem, was wir heute wissen, wahrscheinlich nicht), so würde der Mensch unendlich leben können. Was würde das für unser Gehirn bedeuten? Lassen Sie uns einmal ganz kurz annehmen, es würde wirklich, effizient und nachhaltig klappen – unser Körper würde, wenn überhaupt, nur sehr langsam, kaum bemerkbar altern oder wirklich gar nicht mehr. Das würde dann natürlich bedeuten, dass auch unser Gehirn sich daran erfreuen könnte, dass alle unsere Organfunktionen unendlich sehr gut – einfach jugendlich – funktionieren. Die Durchblutung des Körpers und damit auch des Gehirns wäre optimal – und das für sehr lange Zeit beziehungsweise für immer. Die Regenerationsfähigkeit unserer Stammzellen würde eigentlich nicht wirklich abnehmen. Das würde auch bedeuten, dass die Stammzellen in unserem Gehirn stets voll funktionsfähig wären. Wir nehmen also den hypothetischen Fall an, unser Gehirn wäre rein physiologisch jung, halt ebenso gut wie jung. Und das würde dann für längere Zeit, im immortalistischen Idealfall für immer so sein. Wie alt wäre dann unser Gehirn wirklich? Was ich damit meine? Ich versuche einmal zu erklären.

Schon klar und schon gesagt – physiologisch wäre unser Gehirn also jung. »Man ist nur so alt wie man sich fühlt.« Gibt es einen Satz, der noch häufiger verwendet wird, wenn man zum Ausdruck bringen will, dass man seinem physiologischen Alter trotzen will? Aber in dem von uns hier angenommenen rein hypothetischen Fall wäre es wohl eher umgekehrt: Man würde sich älter fühlen als man ist. Nicht im Sinne organischer Wehwehchen, sondern im Sinne psychischer Erfahrungen. Alles Körperliche an uns wäre jung, aber die Erfahrungen, das Erlebte und vor allem das, was davon in unserem Gehirn gespeichert wäre, wäre eine riesige Ansammlung all dessen, was man in den vielen (unendlichen) Jahren eben erlebt hätte? Oder wäre das nicht so? Das physiologische organische Alter des Gehirns würde »auf jugendlich machen«, aber das Gehirn wüsste es besser, es wüsste ja, wie alt in Jahren man ist – oder? Es wüsste ja, dass man schon sehr, sehr lange existiert. Wie alt wäre das Gehirn also wirklich? Ich weiß, jetzt wird es etwas kompliziert und sehr theoretisch. Aber ich finde zwei Aspekte daran äußerst interessant: 1.) Wie und wann würde das Gehirn an seine Grenzen stoßen? 2.) Würde, wenn der Körper niemals mehr altert und keine Verschleißerscheinungen mehr aufweist, das Gehirn vielleicht trotzdem irgendwann aufhören wollen, zu leben?

Die Grenzen des Gehirns

Wir haben in diesem Buch schon so manches über unser Gehirn gehört. An dieser Stelle muss aber noch einiges ergänzt werden. Betrachtet man sein reines Größenwachstum, so dürfte das mit etwa 25 Jahren abgeschlossen sein. Es gibt auch nur sehr wenige Stammzellen in unserem Gehirn, die noch das Potenzial haben, sich in Nervenzellen umzuwandeln. Und trotzdem besitzt das Gehirn die Fähigkeit, sich zu regenerieren und umzuformen – mehr als lange Zeit angenommen. Das gibt einerseits Hoffnungen für den Fall von Gehirnverletzungen, auch wirksame Therapien eventuell mit Stammzellen zu entwickeln. Auch besteht die Möglichkeit, dass Stammzellen eines Tages einmal therapeutisch zur Behandlung von Erkrankungen eingesetzt werden können, die heute noch durch ein unwiderrufliches Absterben von Gehirnzellen mit all den bekannten, damit assoziierten Symptomen der Patienten charakterisiert sind (wir sprechen gleich noch darüber). Andererseits ist es aber auch gerade die Plastizität des Gehirns, also seine Fähigkeit, immer wieder neue Verknüpfungen zu bilden, die es dem Menschen ermöglicht, ständig dazuzulernen – auch im hohen, auch im höchsten Alter noch.

Aber wie lange geht das bei einem Menschen, der unendlich lebt? Da das Gehirn nicht aus unendlich vielen Zellen besteht, kann es auch nicht unendlich viele Verschaltungen und Verknüpfungen ausbilden. Die Leistung des Gehirns ist begrenzt, weil das Hirn anatomisch physiologisch begrenzt ist. Es ist banal, aber wir müssen uns für diese Diskussion daran erinnern. Ein unendliches Leben würde keineswegs bedeuten, dass wir unendlich viel Wissen und Erfahrung ansammeln könnten. Es wäre vielmehr so, dass man ständig Dinge verdrängen müsste, um sozusagen »Platz zu schaffen« für neues Wissen, für neu Erlerntes, für neue Erfahrungen. Also, wie alt wäre unser Gehirn in diesem Fall? Würden wir uns an unsere Eltern erinnern? Ja, eine gewisse Zeit lang, aber nach ein paar hundert Jahren sicher nicht mehr. Die Begriffe Kinder und Nachwuchs würden völlig neue Dimensionen erlangen, vorausgesetzt man würde in seinem unendlichen jungen Leben immer fruchtbar bleiben. Und dagegen würde wohl bei vollständiger Regenerationsfähigkeit nichts sprechen.

Nur so nebenbei: In welchem Alter würde man dann eigentlich stecken bleiben wollen? Würde man alle Körper, die geboren werden, nur bis zum zwanzigsten oder doch bis zum dreißigsten Lebensjahr altern lassen, um sie dann auf diesem Stand zu halten? Könnte man sich das dann etwa aussuchen? Man hätte sehr viele Kinder (oder könnte sie haben), die alle über Jahrhunderte – eigentlich für immer und ewig – sozusagen gleich alt wie man selbst auf unserem Planeten leben würden. Und noch einmal: Wie alt ungefähr wäre das Gehirn? Am ehesten definierbar wäre vielleicht das Alter des Gehirns dann durch die Zeitspanne, an die man sich noch erinnern kann? Welche Zeitspanne würde man überblicken, überdenken können? Alles davor hätte man vergessen, hätte man vergessen müssen, um Platz zu schaffen.

Ich wollte diesen utopistischen Ausflug an dieser Stelle machen, um Ihnen zu zeigen, welche Diskussionen geführt werden könnten. Tatsache ist, dass sie auch geführt werden. Antworten, wenn auch nicht immer ganz gleiche, stehen für all diese Fragen parat. Ich habe diesen Ausflug unternommen, um Ihnen auch zu zeigen, warum viele Menschen argumentieren, dass Unendlichkeit keinesfalls ein erstrebenswerter Zustand ist. Und die Begründungen dafür sind nicht etwa so banal, etwa dass einem unendlichen Menschen irgendwann langweilig werden muss, weil er alles schon einmal gesehen, alles schon einmal getan hat. Das wäre für den unendlichen Menschen selbst auch wirklich nicht der Fall. Schließlich vergisst er ja auch ständig wieder. Wir freuen uns doch auch, wenn eine alte Serie des Fernsehkommissars »Columbo« im Fernsehen gespielt wird, selbst wenn wir sie schon gesehen haben. Voraussetzung für unsere Freude ist lediglich, dass wir vergessen haben, wer der Mörder ist.

Ein anderes Altern, ein anderes Sterben

Sie sehen also, die Gegenargumente, mit denen Immortalisten konfrontiert sind, beziehen sich keinesfalls ausschließlich auf die biologischen Fragestellungen hinsichtlich der grundlegenden Machbarkeit und Umsetzbarkeit. Eigentlich viel spannender und auch polarisierter geführt ist oft die Diskussion um die psychologischen und gesellschaftlichen Konsequenzen, sollte der Fall des Falles eintreten. Ganz zu schweigen von der Finanzierbarkeit und der Versorgungsproblematik eines immer größer werdenden Anteils unendlicher Menschen auf einem so begrenzten Planeten mit so begrenzten Rohstoffen, wie es die Erde ist.

Viele Argumente werden vorgetragen, warum solch eine Unendlichkeit der Lebensspanne sowohl für den Einzelnen als auch für die gesamte Menschheit alles andere als ein erstrebenswertes Ziel ist. Freilich würde das Leben selbst an Wert dadurch verlieren. Große Anstrengungen, es zu erhalten oder gar gesund zu erhalten, müssten ja dann, wenn Unendlichkeit erlangt ist, nicht mehr unternommen werden. Die Überlegtheit und Ernsthaftigkeit der Argumente, Lebensweisen und Handlungen jedes Einzelnen würden ständig untergraben werden. Zwischenmenschliche Beziehungen, die unendlich wären, würden vielleicht ihren Reiz, mit ziemlicher Sicherheit ihre bisherige Bestimmung verlieren. Liebe zu Menschen, Tieren oder Dingen wäre auch dadurch untergraben, dass unsere Auseinandersetzung damit auch ständig auf morgen oder übermorgen verlegt werden könnte. Genauso wie eigentlich alles auf morgen oder übermorgen verschoben werden könnte, da »etwas fertigzustellen« oder »ein Problem zu lösen« in der Unendlichkeit gewissermaßen seinen Wert verliert. Gutes Benehmen, Tugendhaftigkeit, ja sogar moralisches Handeln würde vielleicht nicht mehr von so großer Relevanz für den Einzelnen sein. Irgendwie könnte eine Konsequenz der Erfüllung des größten Traums von Immortalisten sein, dass sich gleichsam alles auflöst, was wir uns heute unter dem Begriff »erfülltes Leben« vorstellen. Das sind nur ein paar der vielen Argumente der Gegner.

Aber glauben Sie mir, die Befürworter wissen auf jedes dieser vorgetragenen Argumente etwas zu erwidern. Und auch da hört man gespannt und irgendwie fasziniert zu. Unter all diesen Aspekten würde mich persönlich einer am meisten interessieren: Was müsste in solch einer Welt, in der Unendlichkeit eine reale Option ist, passieren, dass ein Mensch (ein Gehirn) zu dem Schluss kommt, aus der Unendlichkeit, aus seinem Leben auszusteigen? Todesangst oder krankheitsbedingtes Siechtum, so wie man es heute noch kennt, gäbe es ja nicht mehr. Aber gäbe es denn Liebeskummer oder Stress am Arbeitsplatz? Wohl kaum – und wenn, sicher nicht in einer uns heute bekannten Art. Der einzige Grund, dann noch aus dem Leben scheiden zu wollen, der mir einfällt, wäre der, dass es vielleicht nur mehr sehr wenig gäbe, wofür es sich noch lohnen würde, sich wirklich zu begeistern und zu engagieren.

Demenzerkrankungen im Alter

Es besteht kein Zweifel daran, dass es egal ist, ob das Ziel Unendlichkeit oder eben viel realistischer »nur« die Verlangsamung des Alterns um einige Jahre ist, das Gehirn muss im Fokus aller dieser Bemühungen stehen. Warum? Weil sich Altern nun einmal auch ganz intensiv an und in unserem Gehirn abbildet. Also zurück in die Realität.

Der Mensch wurde und wird immer älter. Seine Lebenserwartung ist enorm angestiegen. Wir haben schon besprochen, dass Erkrankungen, die mit dem Altern verbunden sind, die durch Verschleißerscheinungen im Alter ausgelöst sind, natürlich rein durch die Tatsache, dass es heute viel mehr alte und ganz alte Menschen gibt als früher, auch viel häufiger anzutreffen sind. Ein sehr gutes Beispiel dafür sind Krebserkrankungen, unter anderem ausgelöst durch mit dem Altern einhergehende Ansammlungen von Schäden an zellulären Molekülen. Ein mindestens so gutes Beispiel für mit dem Altern assoziierte Erkrankungen betrifft unser Gehirn, und wir haben es noch nicht besprochen: Demenzerkrankungen.

Unter Demenz versteht man eine fortlaufende degenerative Veränderung des Gehirns, die mit dem Verlust früher bestehender, erworbener Fähigkeit einhergeht. Der Anteil an Menschen mit Demenz ist in der Altersgruppe von 65- bis 69-Jährigen etwa um ein Prozent, bei 70- bis 74-Jährigen ungefähr drei Prozent und unter den 75- bis 79-Jährigen etwa sechs Prozent. Danach steigt der Anteil Demenzerkrankter in unserer Bevölkerung rasant an. Bei 80- bis 84-Jährigen steigt dieser Anteil dann auf über das Doppelte der Altersgruppe davor, auf ungefähr 13 Prozent an. Bei 85- bis 89-Jährigen verdoppelt sich dieser Anteil wieder auf ungefähr schon 24 Prozent. Anders ausgedrückt leidet knapp jeder vierte Mensch im Alter über 85 Jahren an Demenz. Bei über 90-Jährigen leidet dann jeder Dritte an Erkrankungen dieser Art. Der Anteil Demenzerkrankter über 90-Jähriger liegt sogar bei knapp 35 Prozent. Eine klarere Korrelation zwischen dem Auftreten eines Erkrankungstyps und dem fortschreitenden Altern wäre wohl kaum beschreibbar.

Den größten Anteil an Demenzerkrankungen bestreiten die Alzheimer'sche Erkrankung, das Parkinson-Syndrom und die zerebrovaskuläre Demenz. Alzheimer und Parkinson sind sogenannte neurodegenerative Erkrankungen. Sie sind gekennzeichnet durch fortschreitenden Verlust funktionstüchtiger Gehirnzellen. Die Regenerationskraft der vor nicht allzu langer Zeit entdeckten und von uns schon mehrfach erwähnten sich im Gehirn befindlichen Stammzellen reicht nicht aus, diesem mit dem Altern assoziierten Verfall Einhalt zu gebieten. Bei der zerebrovaskulären Demenz sterben Gehirnzellen deshalb ab, weil die Blutzufuhr zu bestimmten Gehirnregionen unzureichend war, etwa als Konsequenz eines Schlaganfalls. Ursächlich dafür können zum Beispiel ein hoher Blutdruck oder ein Blutgerinnsel sein.

Gerade Demenzerkrankungen sind auch recht oft sehr gute Beispiele dafür, wie sehr der Mensch in all seinen Belangen Produkt der Wechselwirkung zwischen seinen Genen und seiner Umwelt ist. Für die Entstehung, für das Auftreten sowohl von Alzheimer als auch von Parkinson kennt man bereits eine Reihe an Genen des Menschen, die dabei eine Rolle spielen. Sie heißen etwa Präsenilin-1, Präsenilin-2, Amyloid-Precursor-Protein-Gen oder auch Apolipoprotein-Gen (denken Sie an die Geschichte, wo meine Frau mir Blut abnehmen ließ, als wir uns kennengelernt haben) im Falle der Alzheimer'schen Erkrankung oder Alpha-Synuklein-Gen, Parkin, UCH-L1, PINK1, DJ-1 oder auch LRRK2 im Falle von Parkinson. Und es gibt sogar noch mehr Verdächtige. Wesentlich ist, dass bei beiden Erkrankungen Umweltfaktoren von größter Bedeutung sind. Der Beschreibung der mit diesen Krankheiten ursächlich verbundenen Umweltfaktoren wird gerade wissenschaftlich größte Aufmerksamkeit geschenkt. Was passiert im alternden Gehirn also, dass die Wahrscheinlichkeit für Demenzerkrankungen in solch einem Ausmaß zunimmt? Und was sind die Pläne für die Zukunft, dem entgegenzuwirken?

Das alternde Gehirn

Es würde uns ja wundern: Natürlich spielen freie Radikale im alternden Gehirn eine ganz wesentliche Rolle. Auch Gehirnzellen werden durch freie Radikale mit zunehmendem Alter immer mehr geschädigt. Eine Vielzahl wissenschaftlicher Studien haben einen klaren Zusammenhang zwischen durch freie Radikale ausgelöste Schäden in den Zellen und dem Auftreten von Parkinson und der Alzheimer'schen Erkrankung im hohen Alter bewiesen. Wie gesagt, wir sind nicht verwundert.

Proteine, die in Gehirnzellen von großer Bedeutung sind, neigen oft stark dazu, innerhalb der Zelle zu verklumpen. Diese Eigenschaft beziehungsweise das Ausmaß solcher Verklumpungen nimmt mit dem Altern zu. Solche Proteinverklumpungen führen etwa bei der Alzheimer'schen Krankheit zu den charakteristischen Plaques. Es wird noch zu klären sein, ob diese Plaques ursächlich mit dem Entstehen der Erkrankung verbunden sind oder ob es sich um eine Folgeerscheinung handelt. Klar aber ist, dass typische Veränderungen der Proteine (Eiweiße) in Nervenzellen, die etwa dazu führen, dass die Proteine in den Zellen große Aggregate bilden, durch oxidativen Stress, durch freie Radikale ausgelöst werden.

Diese Proteine werden zeitlebens in den Nervenzellen produziert. Erst durch die Schädigung durch oxidativen Stress neigen diese Proteine im Laufe des Alterns immer mehr dazu, solche Aggregate in den Zellen zu bilden. Diese Aggregation von Proteinen schädigt mit der Zeit die Nervenzellen und kann dadurch neurodegenerative Erkrankungen, wie eben Parkinson oder Alzheimer, auslösen. Die durch zellulären Stress im Laufe des Alterns geschädigten Proteine tragen Namen wie Amyloid-β, Tau oder α-Synuclein. Es existieren auch wiederum andere Proteine, die genau diese unerwünschten Kontakte zwischen Proteinen und die damit einhergehende, mit dem Altern assoziierte Zellschädigung verhindern sollen. Diese »Anstandsdamen« nennt man Chaperone. Altern ist auch, Sie haben es sich ganz bestimmt schon zusammengereimt, mit Schädigungen und Veränderungen dieser Chaperone verbunden, wodurch ihre schützende Funktion im Laufe des Älterwerdens immer mehr verloren geht.

Das Gehirn jung halten

Wir haben so vieles darüber gehört, was während des Alterns getan werden kann, um dem Auftreten bestimmter Erkrankungen entgegenzuwirken. Mehr oder weniger fast alles kann auch im Zusammenhang mit Demenzerkrankungen zur Anwendung kommen. Ich versuche zusammenzufassen, was all jene, die das Altern verlangsamen, genauso wie jene, die gar das Altern besiegen wollen, im Auge haben.

Es besteht kein Zweifel, dass etwa körperliche Betätigung, Ertüchtigung, in richtigem Ausmaß betrieben, ein sehr effizientes Mittel gegen Herz-Kreislauf-Erkrankungen im höheren Alter darstellt. Die Frage, die sich im Zusammenhang mit Demenzerkrankungen stellt, ist, ob auch hier etwa durch ein hohes Ausmaß an geistiger Betätigung, durch geistige Aktivität entgegengewirkt werden kann. Die Antwort darauf ist für Sie wahrscheinlich wenig überraschend. Eine große Anzahl verschiedenster wissenschaftlicher Studien hat es klar belegt – es geht. Man nimmt heute an, dass diese protektive geistige Aktivität etwas mit der Plastizität des Gehirns, also mit seiner Fähigkeit, immer wieder neue Verknüpfungen zwischen den Nervenzellen zu bilden, zu tun hat. Wir haben schon besprochen, dass diese Plastizität bis zu einem gewissen Grad auch im hohen Alter erhalten bleibt (man lernt nie aus). Es müssen allerdings noch viele Untersuchungen und Forschungen auf diesem Sektor durchgeführt werden. Schließlich wäre es auch gut möglich, dass Menschen, die später an Demenzerkrankungen leiden, schon in jüngeren Jahren ganz leichte solcher Einschränkungen hatten und deshalb weniger geistig agil waren. Also das übliche Henne-und-Ei-Problem.

Alle Arten von antioxidativen Stoffen, die Vitamine (A, C oder E), die Carotinoide, Ubichinon, Flavonoide, Resveratrol und viele mehr, sind natürlich auch in der Lage, freie Radikale im Gehirn zu bekämpfen (Rotwein ist also sogar gut für das Gehirn). Neben allen jetzt schon oft besprochenen Faktoren, von der Ernährung bis zur in diesem Fall geistigen Ertüchtigung, sind gerade beim Gehirn äußerst gut geeignete Mittel und Wege bekannt, dem Altern mit seinen für das Gehirn so fatalen Begleiterscheinungen Paroli zu bieten.

Aber natürlich sind auch die Ansätze der modernen Biomedizin schon auf dem Weg. Um 399 US-Dollar kann man sich aus dem Internet Gentests bestellen (denken Sie an die Stäbchen mit den Watteköpfen), die etwas über die Neigung zu neurodegenerativen Erkrankungen aussagen. Man kann in diesem Zusammenhang nicht oft genug auf die unbedingte Notwendigkeit eingehender begleitender Beratungen hinweisen, gerade bei Erkrankungen dieser Art.

Erste noch sehr verhaltene Ansätze zur Gentherapie bei neurodegenerativen Erkrankungen sind bereits in klinischen Prüfungen. Professor Mark Tuszynski vom Center for Neural Repair der University of California San Diego etwa hat gerade erste entsprechende klinische Untersuchungen mit dem Gen für den Nerve Growth Factor gemacht. Sie erinnern sich vielleicht, wir haben diesen Faktor kennengelernt, als wir besprochen haben, dass man im Labor Stammzellen beibringen kann, sich noch zu Nervenzellen zu entwickeln. Eine entscheidende Rolle dabei spielt oft die Zugabe von Nerve Growth Factor in das Zellkultivierungsmedium. Professor Tuszynski versucht durch gentherapeutisches Einbringen des Gens für diesen Faktor bei Menschen, die an der Alzheimer'schen Erkrankung leiden, das Absterben wichtiger Nervenzellen zu stoppen. Direkt am Gehirn angewendete gentherapeutische Ansätze mit dem Gen für das Protein Neurturin haben in ersten noch sehr eingeschränkten klinischen Studien auch erste Erfolge gezeigt.

Es gibt noch eine ganze Reihe anderer ähnlicher Studien, die gerade laufen. All das ist allerdings noch genauso Zukunftsmusik wie etwa die auch im Jahr 2008 erstmals auf den Weg gebrachten stammzelltherapeutischen Ansätze für neurodegenerative Erkrankungen. Dass das ganz grundsätzlich mögliche Wege sind, hat die Wissenschaft schon bewiesen. Jetzt gibt es aber noch ein riesiges Pensum zu erledigen, bevor all das einmal in Zukunft routinemäßig eingesetzt werden kann. Viel zu wenig ist über Langzeitwirkungen – mit speziellem Augenmerk auf die noch so wenig beschriebenen Nebenwirkungen – bekannt. Aber sowohl Immortalisten als auch jene, die das Ziel der Verlangsamung des Alterns vor Augen haben, setzen große Stücke auf Konzepte dieser Art, um letztendlich ihren Zielen näher kommen zu können.

Am Ende dieses Kapitels sei aber auch noch erwähnt, dass es möglicherweise noch grundsätzlich andere, vielleicht sogar einfachere Ansätze geben wird. Die Idee hinter diesen Überlegungen beruht auf der oben beschriebenen Tatsache, dass geistige Agilität die Plastizität des Gehirns nutzt und ein durchaus geeignetes Mittel ist, gegen mit dem Altern verbundene Verfallserscheinungen im Gehirn anzukämpfen. Medikamente, wie etwa Modafinil, werden heute bereits von Menschen eingenommen, die ihre geistige Effizienz steigern wollen. Ob überhaupt und wie gut Medikamente, die darauf abzielen, die geistige Leistungsfähigkeit zu verbessern, auch gegen etwa Demenzerkrankungen, Gedächtnisverlust etc. im Alter helfen können, muss erst in groß angelegten Studien überprüft und bewiesen werden. Ich würde solange davon die Finger lassen, solange ich nicht weiß, ob und welche Nebenwirkungen zu erwarten sind. Die Grenze dessen, was man noch tolerieren kann, ist ja schließlich gerade beim Gehirn enorm gering.

Ein glückliches langes Leben?

Ohne Glücklichsein macht es keinen Sinn

Auf die Frage, was Glück wirklich ist und wirklich bedeutet, hat einmal ein Freund von mir zielsicher geantwortet: Glück ist, mit 18 Jahren einen Führerschein zu haben, mit 20 Jahren viel Sex zu haben und mit 30 Jahren viel Geld zu haben. Glück ist es aber auch, mit 60 Jahren noch immer viel Geld zu haben, mit 70 Jahren noch immer viel Sex zu haben und mit 80 Jahren noch einen Führerschein zu haben. Sein völlig logischer hochwissenschaftlicher Schluss daraus war: Glück hat etwas mit dem Alter zu tun. Es hängt irgendwie davon ab, wie alt man ist, ob man etwas als Glück empfindet oder nicht. Also gehört es auch hierher?

Natürlich wird es vielen von Ihnen beim Bedenken und Vertiefen aller bisher beschriebenen Gesichtspunkte immer wieder durch den Kopf gegangen sein: Ein langes Leben ist noch keinerlei Garantie für ein glückliches Leben – Gesundheit und Vitalität vielleicht schon eher – aber eine Garantie? Ich habe im Zuge der Arbeit an diesem Buch mit vielen Freunden und Kollegen gesprochen. Sehr oft habe ich dabei vernommen, dass die Menschen der Meinung sind, es sei fast entscheidender, ob ich ein glückliches Leben lebe als wie lange es letztendlich genau dauert. Anders formuliert: Natürlich möchte jeder möglichst lange leben. Freilich möchte auch jeder möglichst gesund lange leben. Aber ein gesundes langes, aber sehr unglückliches Leben ist eigentlich nicht erstrebenswert. »Wie machen das Immortalisten, dass das unendliche Leben, das sie schließlich dann haben werden, auch glücklich verläuft?« – »Wenn Gerontologen schon so hart daran arbeiten, dass das Altern verlangsamt wird, weil das für jeden Einzelnen von uns von Vorteil ist, genauso wie es für die Gesellschaft von Vorteil ist, dann müssen die aber auch daran denken, dass der Vorteil wohl auch sehr davon abhängt, ob man glücklich dabei ist oder nicht.« Das waren nur ein paar der Argumente, die ich in letzter Zeit immer wieder in dieser Richtung gehört habe. »Vergiss in deinem Buch nicht, darüber nachzudenken, wie ein längeres Leben auch möglichst ein langes glückliches Leben werden soll«, war eine oft gehörte und sicher gut gemeinte Aufforderung meiner Gesprächspartner. Ich habe immer wieder erwidert, dass Glücklichsein so etwas Individuelles, Subjektives ist, dass man es überhaupt nicht planen, erzwingen oder beeinflussen kann. Dieser Meinung waren aber nicht alle meine Gesprächspartner. Also gut, ich versuche es.

Glück haben bedeutet …

Ich habe in einem ganz anderen Zusammenhang einmal die Frage gestellt: »Was bringt mehr Glück – ein Hufeisen, ein Rauchfangkehrer oder die eigenen Gene?« Ich habe mit dieser Frage schon damals großes Erstaunen ausgelöst. Ich weiß, das ist ohne Zweifel maximal die zweitklügste Frage, die man stellen kann. Und doch, wenn man genauer hinblickt, birgt diese Frage hochinteressante Aspekte. Ich gebe zu, um das zu entdecken, braucht man einige Momente seiner kostbaren Zeit. Sie werden mir aber noch recht geben (das hoffe ich zumindest), dass es die Sache aber wert war, darüber ein wenig nachzudenken.

Vielleicht zuallererst einmal: Warum ist das eigentlich nur die zweitklügste Frage? Weil sie, wie man so schön sagt, ohne viel damit zu meinen, Birnen mit Äpfeln vergleicht. Sie berücksichtigt in keinster Weise den so entscheidenden Unterschied zwischen »Glück haben« und »glücklich sein«. Fällt der Braut auf dem Weg zum Standesamt kein Dachziegel auf den Kopf, so hat sie großes Glück gehabt; aber ist sie deswegen schon glücklich?

Zweifellos ist das ein ordentlich schiefes Beispiel, denn einerseits bedarf es keines großen, sondern bestenfalls eines »Standard«-Glücks, dass man vom Dachziegel verschont bleibt, und andererseits sollte eine Braut auf dem Weg zum Standesamt schließlich auch glücklich sein – zumindest im optimalen Fall.

Ich wollte ja eigentlich nur sagen, dass »Glück haben« und »glücklich sein« zwei vollkommen verschiedene und oft unabhängige Dinge sind. Ich versuche es noch einmal. Wenn die Braut einen Bräutigam heiratet, der im Laufe der gemeinsamen Ehejahre keinen Bierbauch bekommt, ihr nicht versucht zu erklären, dass Sex in der Ehe ausschließlich der Fortpflanzung und außerhalb der Ehe hoffentlich nicht der Fortpflanzung dient, und ihr stets klarzumachen versucht, dass er genau weiß, wie viele Tage er seine Unterhemden trägt, so hat sie vielleicht Glück gehabt, solch einen Ehemann zu bekommen, aber ist (muss) das schon genug sein, um glücklich zu sein? Sehen Sie, jetzt ist es klar. Sie meinen, gerade dieses Beispiel zeigt aber doch auch deutlich, dass hier ein Zusammenhang bestehen kann zwischen dem Glück, das die Braut hatte, den Richtigen zu finden, und ihrem Glücklichsein. Warum muss mir immer jeder meine so gut überlegten Beispiele aufweichen und relativieren?

Aber eines ist doch ein für alle Mal klar: Hufeisen zu Hause aufzuhängen und von Rauchfangkehrern geküsst zu werden, steht in flächendeckendem Verdacht, Glück zu bringen. Wichtig ist hier natürlich die Reihenfolge. Nur unter sehr aufgeweichten und relativierten Bedingungen fällt jemandem ein, von Glück zu sprechen, wenn man einen Rauchfangkehrer zu Hause aufgehängt hat oder von einem Hufeisen geküsst wird. Ist klar. Hier geht es um Glück vielleicht im Sinne von Lotto-Sechsern oder dem Finden von Geldstücken auf offener Straße. Und an dieser Stelle gleich mein erster hochwissenschaftlicher Schluss: Für dieses Glück in all seinen überraschenden, Freude bereitenden, sicher auch oft mystischen Facetten spielen Hufeisen und Rauchfangkehrer genauso eine wichtige Rolle wie unsere Gene oder das Alter.

Sie meinen, Hufeisen und Rauchfangkehrer gehören in die Rubrik »Aberglaube« und beeinflussen in keinster Weise diese Art von Glück? Um Ihre Annahme in wissenschaftliche Worte zu fassen: Keine auch noch so große wissenschaftliche Studie (ob prospektiv oder retrospektiv, randomisiert oder nicht randomisiert, doppelt-blind oder vollkommen blind) könnte jemals einen statistisch signifikanten Unterschied für das Auftreten von etwa Lottogewinnen bei Hufeisenverehrern und Rauchfangkehrerküssern gegenüber nicht abergläubischen Kontrollgruppen nachweisen. Ich wäre da ja vollkommen Ihrer Meinung. Nichtsdestotrotz ist für mich damit meine oben genannte These nicht widerlegt. Konsequent zu Ende geführt bedeutet der oben gestartete Gedanke, dass weder Hufeisen oder Rauchfangkehrer noch die eigenen Gene oder der Alterungsprozess irgendeinen Einfluss auf das Auftreten solch zufälliger Ereignisse (hinlänglich bekannt und doch eigentlich die Sache im tiefsten Sinne nicht richtig beschreibend auch als Glück bezeichnet) haben.

Die Wahrscheinlichkeit dafür, dass Sie also einen Lotto-Sechser in Ihrem Leben haben werden oder nicht, steht nicht in Ihren Genen, haben Sie nicht von Ihren Eltern geerbt und kann nur durch das Ausfüllen eines Lottoscheins beeinflusst werden. Letzteres zeigt, dass äußere Umstände schon einen Einfluss auf diese Art von Glück haben (nach dem Motto: wer nicht Lotto spielt, kann nicht gewinnen). Der Rest ist Zufall und damit ungeklärt. Ich weiß, das haben Sie gewusst und vor Ihnen schon Johann Wolfgang von Goethe, der da sagte: »Das schönste Glück des denkenden Menschen ist, das Erforschliche erforscht zu haben und das Unerforschliche zu verehren.«

Glücklichsein ist …

Ich bitte Sie, mich nicht misszuverstehen. Ich bin Ihnen nicht böse, wenn Sie zu der Gruppe Menschen gehören, die doch daran glaubt, dass Talisman oder Glücksbringer (wie für das vierblättrige Kleeblatt gilt auch für das Hufeisen der Mär nach, dass man es schon selbst gefunden haben muss – inwieweit also ein telefonisch zu Hilfe gerufener Rauchfangkehrer gilt …) einen Einfluss auf »Glück haben« haben. Ein wenig verstimmt wäre ich aber, wenn Sie annehmen würden, dass Ihre Gene dafür auch von Relevanz sind. Für mich gilt das genauso auch für alle Art von kolportierten Glücksbringern im Zusammenhang mit »glücklich sein«. Meine Toleranz beziehungsweise meine eigene Unsicherheit bei diesen Fragen erkennen Sie daran, dass ich Ihnen schon wieder nicht böse bin, sollten Sie zu der Gruppe Menschen gehören, die auch hier anderer Meinung ist. Gene spielen keine Rolle beim »Glück haben« – das habe ich gesagt. Aber wie steht es um die Genetik und »glücklich sein«? »Glücklich sein« ist ja bekanntlich ansteckend, aber ist es auch vererbt? Ja, ich habe das auch schon gehört – Geld allein macht nicht glücklich, es gehören noch Juwelen, Immobilien, schnelle Autos und ein Facelifting dazu.

Im Ernst: Um gemeinsam darüber nachdenken zu können, ob eventuell Gene eine Rolle dabei spielen, müssen wir uns schon eingangs einmal fragen, was die Menschen unter »glücklich sein« verstehen. »Jeder etwas anderes« – und damit ist schon alles gesagt. Amerikanische Psychologen haben aber doch erst vor Kurzem eine Hitliste der wichtigsten psychischen Bedürfnisse, deren Befriedigung glücklich und zufrieden macht, erstellt. Hierzu gehören Selbstwertgefühl, Autonomie (man möchte möglichst viele seiner Aktivitäten selbst auswählen können), Kompetenz (man möchte das Gefühl haben, gut zu sein in dem, was man macht) und Verbundenheit mit anderen (Partnern, Familie, Freunden). Ich erkenne darunter einmal auf den ersten Blick nichts, was mit dem Altern assoziiert ab- beziehungsweise zunehmen könnte oder müsste. Sie etwa?

Der Mensch ist auf seine Gene nicht reduzierbar. Er ist in all seinen Belangen Produkt der Wechselwirkung zwischen seinen

Genen und seinen Umweltfaktoren. Wir haben das in diesem Buch schon wirklich of gesagt – Sie müssen es sich jetzt einfach merken und weitersagen. Daraus ergibt sich logisch folgernd, dass man das Glücklichsein auch lernen kann. Man kann Glücklichsein lernen – das gilt für junge Menschen, das gilt für alte Menschen, und das gilt für Superalte. Wobei wir hier eventuell wieder ein Henne-und-Ei-Problem haben: Werden sehr glückliche Menschen auch eher alt? Durchaus vorstellbar – bis zu einem gewissen Grad. Jeder sollte daher versuchen, sich seine persönlichen Regeln zu entwickeln, die es ihm leichter machen, glücklich zu sein und das auch bis ins hohe Alter zu bleiben. Das ist ein hartes Stück Arbeit, ohne Zweifel, frei nach dem chinesischen Gelehrten Konfuzius: »Wer ständig glücklich sein möchte, muss sich oft verändern.« Und frei nach mir: Wer glücklich und gesund alt werden will, muss auch flexibel bleiben.

Lange schon aus vielen wissenschaftlichen Studien bekannt ist aber auch die Tatsache, dass es Menschen gibt, die weniger von allem (im materiellen und nicht materiellen Sinn) haben und trotzdem glücklicher sind als andere, die vieles haben. Ist es uns bis zu einem gewissen Grad etwa in die Wiege gelegt, »glücklich durch ein langes Leben zu gehen«? Gibt es Menschen, die biologische, genetische Voraussetzungen haben, die es ihnen leichter machen, glücklich zu sein?

Der Verdacht, dass Gene, neben den unumstrittenen Umweltfaktoren, hierbei auch eine Rolle spielen, existiert schon lange. Eineiige Zwillinge sind genetisch weitgehend identisch (das wissen Sie ja alles bereits, und Sie wissen auch, dass ganz aktuelle Studien gezeigt haben, dass auch eineiige Zwillinge gewisse epigenetische Unterschiede haben – vielleicht sogar mehr als bisher angenommen). Wachsen eineiige Zwillinge nach Adoption in verschiedenen Familien (Umwelten) auf, so kann man die Frage des genetischen Anteils für die Entwicklung von Merkmalen beleuchten. Psychologen unterzogen Hunderte von Zwillingspaaren, jungen und alten, einem »Glückstest«. Eineiige Zwillinge antworten weit häufiger übereinstimmend als etwa zweieiige Zwillingspaare, bei denen die Gene höchstens zur Hälfte identisch sind. Ganz ähnliche Ergebnisse erhält man, wenn man nach depressiven Erkrankungen fragt. So eindeutig diese vielen Studien auch genetische Grundlagen für das Glücklichsein belegen, so klar zeigen sie aber auch, dass Genetik neben Umwelteinflüssen eben nur ein Teil des Ganzen ist. Viele, wirklich viele Studien folgten, um herauszufinden, welche der etwa 30 000 Gene des Menschen denn hier verantwortlich sein könnten. Vollkommen klar ist, dass es weder das isolierte »Glücks-Gen« noch das »Depressions-Gen« gibt. Aber es gibt viele Verdächtige, die gemeinsam ursächlich zusammenwirken können.

Das limbische System im Gehirn des Menschen wird auch oft als »emotionales Gehirn« bezeichnet, da es jene Region ist, in der Glücksgefühle entstehen und Glücksreize von Nervenzelle zu Nervenzelle über Botenstoffe weitergeleitet werden. Der Botenstoff Dopamin treibt uns an, die Dinge zu tun, die wir gerne tun. Serotonin, das etwa abhängig von Licht von den Nervenzellen produziert wird, stabilisiert unsere Psyche. Und Endorphine sind Hormone, die der Körper ausschüttet, um Schmerzen zu unterdrücken beziehungsweise Glücksgefühle auszulösen. Hobbyjogger, wie ich es bin, werden mir recht geben, dass diese Endorphine beim Laufen dafür ausgeschüttet werden, dass man sich wie der äthiopische mehrfache Olympiasieger und Weltmeister im Marathonlauf Haile Gebrselassie fühlt, obwohl man gerade von Nordic-Walkern überholt wurde, und damit man dem Schmerz in der Wade widerstehen kann, den man seit der Begegnung mit Nachbars Pudel verspürt (meine Definition von »Runner's High«).

So verwundert es keineswegs, dass Forschungen aus den letzten Jahren Kandidatengene, wie etwa das Dopaminrezeptor-D4-Gen, das Dopamintransporter-Gen, das Serotoninrezeptor-2A-Gen oder das Serotonintransporter-Gen in Zusammenhang mit Glücklichsein beziehungsweise Depressionen brachten. Jeder

Mensch hat diese Gene. Allerdings gibt es davon verschiedene Varianten, die letztendlich zu verschiedenen Regulationen der Dopamin- oder Serotoninspiegel im Gehirn ihrer Träger führen. Die Liste an Genen, die diese und ähnliche Stoffwechselvorgänge steuern und daher als »Glücks«- oder »Depressions-Gene« im Verdacht stehen, ist bereits lang und wird stetig länger. Ja, es gibt folglich individuelle genetische Unterschiede für unsere »Glücksfähigkeit«, und man kennt schon viele verantwortliche Gene dafür. Es gibt natürlich auch Umweltfaktoren, die sehr starke Auswirkungen auf diese und ähnliche Systeme haben und daher oft auch ernste psychische Erkrankungen mit verursachen können. Und es gibt Gott sei Dank auch Strategien zur medikamentösen Beeinflussung dieser Systeme. Diese sind unumstritten äußerst wichtig und von größter Bedeutung für die Behandlung von entsprechenden psychischen Krankheiten.

Wir sind mit unserem individuellen »Genset« auf die Welt gekommen, aber was wir daraus machen, ist und bleibt in unserer Hand. Gene sind Bleistift und Papier, aber die Geschichte schreiben wir selbst, so haben wir es bereits gesagt. Vielleicht, oder sogar sicher, ist es auch genetisch mitbestimmt, dass mein Gehirn (inklusive limbisches System) zu langsam arbeitet, aber mir vergeht ständig und überall die Zeit zu schnell. Sie meinen, wenn die Zeit im Leben schnell vergeht, muss man doch ein spannendes und glückliches Leben führen? Ich gebe Ihnen ja schon wieder recht. Alte und in Zukunft vielleicht sogar sehr alte Menschen müssen genauso wie junge Menschen also akzeptieren, dass Glücklichsein ein hartes Stück Arbeit ist – von Genen und mit Sicherheit noch viel, viel mehr von der Umwelt bestimmt. Diese Umwelt gestalten wir aber zu einem großen Teil selbst. Und das können wir auch im höchsten Alter noch tun. Ich hätte daher keinerlei Angst vor einer zukünftigen Entwicklung, bei der die Menschen noch älter werden (solange es nicht unbedingt unendlich ist).

Ich glaube wirklich, dass bis zu einem gewissen Grad jeder seines Glückes Schmied ist. Ich habe Ihnen in diesem Buch eine ganze Reihe von Maßnahmen aufgezählt und erläutert, die Sie selbst befolgen können, um gesund und vital alt zu werden. Es ist aber freilich nicht möglich, Listen jener Ansätze zu erstellen, die notwendig dafür sind, ein langes und eben glückliches Leben zu führen – zu individuell, zu subjektiv sind die entsprechenden Komponenten. Ich habe Ihnen auch von den aktuellsten Entwicklungen der modernen Biomedizin erzählt und wie und eventuell wo sie dem alternden Menschen in Zukunft vielleicht einmal werden helfen können. Dass dieses Kapitel ein »biomedizinfreies« geworden ist, beruht auf meiner Überzeugung, dass bei Fragen des Glücklichseins andere Aspekte im Vordergrund stehen und auch immer stehen werden – egal was die Zukunft noch für das Altern bringt. Und medikamentöse Unterstützung beziehungsweise Herbeiführung von Glücksgefühlen und -zuständen muss unter gewissen Umständen Teil des Repertoires der Humanmedizin sein. Viel besser, und das ist wohl unumstritten, ist aber ein »hausgemachtes« Glücklichsein – und das ist unabhängig vom Alter.

Der richtige Schlaf für ein langes Leben?

Körperliche Aktivität – nicht zu viel und nicht zu wenig

Es bedarf wohl keinerlei hochwissenschaftlicher Argumente (die es aber natürlich dafür gibt), um Sie davon zu überzeugen, dass Sport gesund ist. Es wäre zusätzlich eine ganze Liste an Argumenten, die auch untermauern, dass sportliche Aktivitäten die Chance auf eine langes, ein längeres Leben erhöhen. Das Gewicht zu halten, und das zumindest in der Nähe des Bereiches des Idealgewichts, fällt Sport treibenden Menschen natürlich leichter. Die Durchblutung des Körpers, die Lungenfunktion, die Muskelfunktionen bis hin zu positiven Einflüssen des Sports auf unser Immunsystem – das alles sind nur ein paar gute – und zwar wirkliche gute – Argumente, Sport nicht nur als Zuseher zu Hause auf dem Sofa, sondern auch selbst als Aktiver kennenzulernen.

Moderate sportliche Aktivität hat sich auch gegen eine ganze Reihe an Erkrankungen des Menschen als effektiv erwiesen. Bewegung wirkt depressiven Verstimmungen entgegen und soll angeblich auch die Regenerationsfähigkeiten unserer Nervenstammzellen anregen und dadurch gegen Alzheimer oder Parkinson helfen. Moderates Training hilft gegen Osteoporose, hilft Herz-Kreislauf-Krankheiten vorzubeugen und bietet auch einen erhöhten Schutz gegen bestimmte Krebserkrankungen. Herz-Kreislauf-Krankheiten und Krebs sind die beiden häufigsten Todesursachen im erhöhten Alter – ich erinnere Sie ja nur. Und ich füge noch (schon fast einem Automatismus dieses Buches folgend) hinzu, dass moderate körperliche Ertüchtigung wissenschaftlich erwiesenermaßen dazu führt, dass die so schädlichen freien Radikale in den Zellen unseres Körpers bekämpft werden (nur um zu verdeutlichen, wie direkt Sport auch eine Auswirkung auf ein gesundes Altern hat).

Forscher um Professor Lynn Cherkas vom Londoner King's College haben ganz aktuell äußerst interessante Beobachtungen in diesem Zusammenhang gemacht. Sie haben 1200 eineiige Zwillinge (Sie wissen, warum gerade eineiige Zwillinge) mit einem Durchschnittsalter von um die 50 Jahre untersucht. Sie haben dabei festgestellt, dass die Chromosomenenden, die Telomere, (und Sie wissen, warum gerade die Telomere für das Altern so interessant sind – wir sind im ersten Teil dieses Buches detailliert darauf eingegangen) bei sportlich Aktiven um ein ganz schönes Stück länger waren als bei ihren genetisch identischen Zwillingen, die sportliche Aktivitäten verweigerten. Unglaublich – nicht!? Es ist uns bewusst, dass viele (vielleicht auch solche) Mechanismen dafür zusammenspielen müssen – aber eines ist und bleibt eben klar: Moderate körperliche Aktivität hat sicher lebensverlängernde Wirkung.

Warum aber sagt man dann eigentlich, dass zu viel davon auch schädlich sein kann? Zumeist kommt dieses Argument daher, dass man annimmt, dass zu viel körperliche Aktivität den Stoffwechsel unseres Körpers so sehr in die Höhe treibt, dass dadurch wiederum zu viele freie Radikale entstehen. Diese führen schließlich zu zellulären Schäden, die dem Altern Vorschub leisten. Auch irgendwie klar. Es stellt sich in diesem Zusammenhang auch eventuell die Frage, ob ganz allgemein gesprochen Organismen, die einen hohen Stoffwechsel haben, kürzer leben als solche mit einem langsameren Stoffwechsel. Ein Vergleich zwischen den Herzschlägen pro Minute und der Lebenserwartung von verschiedenen Tieren würde das nahelegen. Das Herz einer Maus etwa schlägt mit ungefähr 650 Schlägen pro Minute, und sie wird nur wenige Jahre alt. Elefanten, die 70 Jahre alt werden können, leben mit nur 46 Schlägen pro Minute, Wale mit dem Höchstalter von 100 Jahren mit nur 15 Schlägen pro Minute und Riesen-schildkröten, die noch älter werden können, auch nur mit 20 Herzschlägen pro Minute. Natürlich wissen Sie nach all dem, was wir in diesem Buch besprochen haben, dass das so einfach nicht ist. Und doch. Es ist etwa bekannt, dass Katzen vielleicht unge-fähr 12 bis 14 Jahre alt werden, wohingegen reine Wohnungskat-zen, die wenig Aktivität und viel Schlaf an den Tag legen, im Schnitt länger leben – sogar bis zu 20 Jahre (was so manchen jetzt wahrscheinlich für seine äußerst inaktive Katze hoffen lässt). Schließen Sie daraus jetzt schon, dass viel Schlaf ein langes Leben bedeutet, dass man sich sozusagen ein hohes Alter erschlafen kann? Einen Moment, bitte – da muss noch einiges dazu gesagt werden.

Unser Schlaf- und Wachzyklus

Unumstritten herrlich – das Blühen der Bäume, das saftige Wach-sen des Grases und das Wiedererwachen von Vogelgesang. Un-umstritten mühsam allerdings, wenn man all das mit tief hängen-den Augenlidern, schweren Füßen und einem dicken Kopf erleben muss. Egal ob man noch mit der Umstellung von Winterzeit auf Sommerzeit kämpft oder ob es die Frühjahrsmüdigkeit, bestbe-kannte und meist verwendete Ausrede für ein Nickerchen im Grünen, ist. Für viele Frühlingszeitgenossen ist es aber auch nur die Tatsache, dass es jetzt wieder früher am Morgen sonnenhell wird, und das damit verbundene Kitzeln in der Nase und Blenden in den Augen, das notorische Langschläfer stets an die Folterme-thoden der Inquisition erinnert (ganz nach dem Motto: Der Win-ter ist die schönere Jahreszeit, weil mich da die Morgensonne nicht früh weckt). Gerade jetzt sollte man aber versuchen, mög-lichst wach zu sein, um die neuesten Erkenntnisse deutscher Ge-netiker nicht zu verpassen: Der Kampf gegen die Müdigkeit ist vielleicht sinnlos, weil aussichtslos. Vieles, aber natürlich gottlob nicht alles von dem, was uns zu Frühaufstehern oder eben Langschläfern macht, steht in unseren Genen.

»Chronobiologie« (chronos – die Zeit) ist die wissenschaftliche Zunft, die sich damit beschäftigt, wie wir ticken und warum. Welchen biologischen Rhythmen unterliegt unser Leben, wie werden diese von äußerlichen Faktoren (etwa Licht oder Temperatur) gesteuert, und welche biologischen inneren Komponenten des Menschen selbst spielen dabei ein Rolle? Ein unser tägliches Leben fest im Griff habender Rhythmus ist, obwohl keiner von uns ihn wohl schon einmal so genannt hat, der Circadiane-Rhythmus des Schlafens und Wachseins. Im Lateinischen bedeutet »circa« ungefähr und »dies« Tag. Es handelt sich also bei unserem Schlaf-/Wachzyklus um einen Rhythmus, der ungefähr so lang wie ein Tag (also 24 Stunden) ist. Und hier schon einmal die erste Überraschung, die die Wissenschaft ans Tageslicht (vielleicht im wahrsten Sinne des Wortes) gebracht hat.

Es gibt Menschen, bei denen dieser Zyklus – unabhängig vom Tageslichtrhythmus – einfach schneller läuft. Sie werden regelmäßig schon um 18.00 Uhr müde und sind dafür um 4.00 Uhr in der Früh schon wieder hellwach und voller Tatendrang. Sie denken jetzt vielleicht, wo ist das Problem beziehungsweise was ist schon normal? Und doch sprechen die Experten um den Chronobiologen Achim Kramer aus Berlin von einer Störung mit dem spannenden Namen Familial Advanced Sleep-Phase Syndrome. Nicht normal daran ist nämlich, dass der Tag für diese Menschen eben nur 21 bis 22 Stunden dauern und sich folglich ständig nach vorne verlagern würde, wäre da nicht der gesellschaftlich vereinbarte und damit dominierende 24-Stunden-Rhythmus unseres Alltags. Dass die Anlage für diesen »zu kurzen Tag« erblich ist, ist nicht ganz neu, da das verantwortliche Gen dafür bereits vor Jahren entdeckt wurde. Dieses Gen mit dem bezeichnenden Namen PERIOD2 gehört bei uns allen zum Repertoire unserer vielleicht 30 000 Gene. Allerdings wurde auch gezeigt, dass es eben verschiedene Varianten davon gibt – auch solche, die uns den Tag verkürzen können.

Das nicht müde Genetikerauge erblickt hier aber noch eine Überraschung, die diese wissenschaftliche Erkenntnis (vielleicht schon wieder im wahrsten Sinn des Wortes) wachgerüttelt hat. Es galt als weitgehend akzeptiert, dass so komplexe Verhaltensweisen, zu denen ohne Zweifel die Schlafgewohnheiten des Menschen gehören, stets durch die Wechselwirkung zwischen Umwelt und vielen Genen des Menschen bestimmt werden. Umso beeindruckender also, dass das »Frühaufstehergen« PERIOD2 allein um 18.00 Uhr bereits eine solch mächtig einschläfernde Wirkung auf so manche Menschen hat. (Es sei an dieser Stelle erwähnt, dass bereits andere Gene mit ähnlich mächtiger Wirkung entdeckt wurden.) Sie sind noch nicht wirklich beeindruckt? Vor allem, weil Sie meinen, es gäbe doch viele Dinge in unserem Leben, die ganz allein eine ähnlich mächtig einschläfernde Wirkung haben. Sie denken da etwa an Berichte über Automotoren, Fußball oder Biersorten – ob nun im wirklichen Leben oder in der Flimmerkiste, die in diesen Fällen dann sogar PERIOD2 schlagen und völlig ungenetisch ein muköses Rinnsal (so nennt ein Wissenschaftler den Speichelfluss, der erbarmungslos verrät, dass man wieder einmal vor dem Fernseher eingeschlafen ist) auf Ihre Mundwinkel zaubert. Aber was sage ich da eigentlich? Wie auch immer. Beeindrucken würde ich Sie, liebe Leserinnen und Leser, schon gerne. Ich versuche es noch einmal.

Wer keine Lerche ist, könnte eine Eule sein. Die Lerche sei die Metapher für diejenigen unter uns, die früh ins Bett gehen und auch wieder früh aufstehen – eventuell wegen PERIOD2. Die Eulen unter uns sind die Langschläfer, oder vielleicht besser gesagt die Spätschläfer. Die innere Uhr macht die Eulen unter uns später müde und weckt sie folglich auch erst später wieder auf. Es würde mich nicht wundern, wenn Sie sich erst jetzt mit diesem Buchabschnitt identifizieren könnten. Die Schlafforschung kommt nämlich zu dem Schluss, dass es wesentlich mehr Langschläfer unter uns gibt als Frühaufsteher. Aufgewacht! Jetzt, am Ende dieses Buches, wird es wichtig – schließlich sind sie in der Überzahl. Ganz aktuelle wissenschaftliche Ergebnisse eben des Teams von Achim Kramer erwecken (ich weiß, das ist etwas ermüdend – aber es könnte schon wieder im wahrsten Sinn des Wortes gemeint sein) nämlich den Eindruck, dass auch hier Gene eine ganz entscheidende Rolle spielen. Man stelle sich vor: Die Wissenschaftler haben 28 Freiwilligen, darunter 11 Frühaufstehern und 17 Langschläfern, Hautzellen entnommen und die Aktivitäten der entsprechenden »Uhrgene« im Labor analysiert. Die Ergebnisse könnten nicht verblüffender sein. Bei den Langschläfern dauerte der Zyklus der Genaktivitäten 25 Stunden, und bei den Frühaufstehern war er bereits nach 23 Stunden abgeschlossen. Und obwohl die Proben vorher anonymisiert wurden, konnten die Wissenschaftler allein durch die Analyse dieser Genaktivitäten erkennen, ob es sich bei den Freiwilligen jeweils um Langschläfer oder Frühaufsteher handelte. Die Wissenschaftler schließen daraus, dass die Langschläfer nicht anders können, sie wollen einfach »genetisch« weiterschlafen, und die Frühaufsteher wiederum werden von ihren Genen geweckt. Der Unterschied zwischen Eule und Lerche steckt also in den Genen, die sogenannten Chronotypen sind angeboren.

Der »falsche« Schlaf, um alt zu werden?

Der Mensch ist auch in diesen Fragen nicht auf seine Gene reduzierbar. Natürlich kann man sich (und muss man schließlich ja auch) ganz bewusst an einen bestimmten Tagesrhythmus halten, unabhängig von seinen genetischen Anlagen. Und doch kommt die Schlafforschung zu dem Schluss, dass solch eine Umgewöhnung extremen Früh- oder Spättypen sehr schwerfällt. Die Konsequenzen daraus liegen auf der Hand. Genetische Langschläfer leben eigentlich unter einem permanenten sozialen Jetlag, wenn sie etwa in der Früh in die Schule, ins Büro oder an die Hausarbeit müssen. Das über die Werktage angehäufte Schlafdefizit sollte daher am Wochenende ausgeglichen werden. Erste noch sehr eingeschränkte Ergebnisse weisen schon darauf hin: Ein so entstehender falscher Schlafrhythmus erzeugt nämlich zellulären Stress in unserem Körper! Er führt zur Entstehung von freien Radikalen! Er lässt uns schneller altern!

Ich persönlich bin eine Lerche. Und Sie werden es nicht glauben, aber daraus ergeben sich natürlich für mich auch Probleme. Wenn ich am Abend lange feiere, wache ich trotzdem stets früh auf. Früher, als ich noch ein Punk war, konnte ich sogar so lange feiern, bis ich »genetisch« schon wieder wach war. Natürlich geht der Schlaf aber irgendwann dann ab und lässt mich altern (ich merke das bereits), und wenn das noch, so wie bei mir, gepaart mit einer Lederallergie auftritt … (immer wenn ich mit meinen Schuhen ins Bett gegangen bin, hatte ich am nächsten Morgen starke Kopfschmerzen). Diese neuesten genetischen Erkenntnisse machen vieles klar, sind aber trotzdem eigentlich keine Hilfe. Denn Langschläfer wussten auch bisher, dass sie in der Früh müde sind, und Frühaufsteher haben es auch bisher bemerkt, wenn ihnen bereits früh am Abend die Augen zugefallen sind. Die Gesellschaft, der berufliche Alltag, ja selbst das private Leben können allerdings schwerlich und werden daher kaum darauf Rücksicht nehmen.

Und doch könnte es bei extremen Chronotypen sein, dass ihre Arbeitskraft in den vorgegebenen Zeiten nicht effizient eingesetzt ist. Und doch könnte es bei stark ausgeprägten Lerchen und Eulen sein, dass ihr Leben im ständigen Kampf gegen ihre innere biologische Uhr sie anfälliger für Erkrankungen macht, sie auch schneller altern lässt. Natürlich ist es daher bereits Teil jener Bemühungen in Richtung des Verlangsamens des Alterns (ja, sogar in Richtung Unendlichkeit), sich genaue Gedanken über ein optimales, ein jung haltendes Schlafen zu machen. Eine ganze Reihe von Studien auch an Tiermodellen ist geplant, um diesen Mechanismen genauer auf die Schliche zu kommen. Wen darf es wundern.

Einen schwachen Trost habe ich, die Lerche, für euch Eulen doch noch. Das Vorurteil, dass Langschläfer einfach nur faul seien, ist damit wissenschaftlich widerlegt – oder? Das ist ein Schluss, den nur (jetzt aber wirklich im wahrsten Sinn des Wortes) aufgeweckte Wissenschaftler ziehen können. Da kann man nur hoffen, dass Sie beim Lesen dieses Buches nicht eingeschlafen sind – Chronotyp hin oder her ...

Literatur

Appleyard B.: Das Ende der Sterblichkeit. Spektrum Akademischer Verlag, Heidelberg 2008.

Atala A. et al.: Tissue-engineered autologous bladders for patients needing cystoplasty. Lancet, März 2006.

Bhattacharya S.: Amniotic fluid may hold ethical stem cells. New Scientist, Juni 2003.

Benecke M.: Der Traum vom ewigen Leben. Die Biologie beantwortet das Rätsel des Alterns. Reclam Verlag, Leipzig 2002.

Bjornsson H. T. et al.: Intra-individual change over time in DNA methylation with familial clustering. Journal of the American Medical Association, Juni 2008.

Brown S. A. et al.: Molecular insights into human daily behavior. Proceedings of the National Academy of Sciences USA, Februar 2008.

Butler R. N. et al.: The aging factor in health and disease: the promise of basic research on aging. Aging Clincal and Experimental Research, April 2004.

Chien K. R.: Lost and found: cardiac stem cell therapy revisited, Journal of Clinical Investigation, Juli 2006.

Christensen K., Johnson T. E., Vaupel J. W.: The quest for genetic determinants of human longevity: challenges and insights. Nature Reviews Genetics, Juni 2006.

Curtis M. A. et al.: Human neuroblasts migrate to the olfactory bulb via a lateral ventricular extension. Science, März 2007.

De Grey A. D.: Resistance to debate on how to postpone ageing is delaying progress and costing lives. EMBO reports, Juli 2005.

De Magalhaes J. P., Faragher R. G.: Cell divisions and mammalian aging: integrative biology insights from genes that regulate longevity. Bioessays, Juni 2008.

Finkel T.: Radical medicine: treating ageing to cure disease. Nature Reviews Molecular Cell Biology, Dezember 2005.

Fukuyama F.: Das Ende des Menschen. Deutsche Verlagsanstalt, Stuttgart 2002.

Gruss P. (Hrsg.): Die Zukunft des Alterns. Verlag C. H. Beck, München 2007.

Hadley E. C. et al.: The future of aging therapies. Cell, Februar 2005.

Hamer D., Copeland P.: Das unausweichliche Erbe. Wie unser Verhalten von unseren Genen bestimmt ist. Scherz Verlag, Bern 1998.

Harman D.: Free radical theory of aging: an update: increasing the functional life span. Annals of the New York Academy of Sciences, Mai 2006.

Hayflick L.: The limited in vitro lifetime of human diploid cell strains. Experimental Cell Research, 1965.

Hayflick L.: Auf ewig jung? Ist unsere biologische Uhr beeinflussbar? Egmont Verlagsgesellschaft, Köln 1996.

Hengstschläger M.: Kranke Gene – Chancen und Risiken von Gentests. Facultas Verlag, Wien, 2003.

Hengstschläger M.: Die Macht der Gene. Ecowin Verlag, Salzburg 2006.

Huber J., Buchacher R.: Das Ende des Alterns. Ullstein, Berlin 2007.

Ingram D. K. et al.: The potential for dietary restriction to increase longevity in humans: extrapolation from monkey studies. Biogerontology, Mai 2006.

Jin K., Galvan V.: Endogenous neural stem cells in the adult brain. Journal Neuroimmune Pharmacology, September 2007.

Kandel E.: Auf der Suche nach dem Gedächtnis: Die Entstehung einer neuen Wissenschaft des Geistes. Pantheon Verlag, München 2007.

Kenyon C.: The plasticity of aging: insights from long-lived mutants. Cell, Februar 2005.

Kirkwood T.: Zeit unseres Lebens: Warum Altern biologisch unnötig ist. Aufbau Verlag, Berlin 2000.

Kuningas M. et al.: Genes encoding longevity: from model organisms to humans. Aging Cell, März 2008.

Kurzweil R., Grossman T.: Fantastic Voyage: live long enough to live forever, Rodale, Emmaus, PA, 2004.

Lu T., Finkel T.: Free radicals and senescence. Experimental Cell Research, Juni 2008.

Masoro E. J., Austad S. N. (eds): Handbook of the Biology of Aging. Academy Press, New York 2006.

Minuth W. W., Strehl R., Schumacher K. (Hrsg.): Zukunftstechnologie Tissue Engineering. Wiley-VCH Verlag, Weinheim 2003.

Olshansky S. J., Butler R. N., Carnes B. A.: What if humans were designed to last? The Scientist, März 2007.

Olshansky S. J., Perry D., Miller R. A., Butler R. N.: Pursuing the longevity dividend: scientific goals for an aging world. Annals of the New York Academy of Sciences, Oktober 2007.

Olshansky S. J., Rattan S. I.: At the heart of aging: is it metabolic rate or stability? Biogerontology, Juli 2005.

Plomin R., DeFries J. C., McClearn G. E., Ruttner M.: Gene, Umwelt und Verhalten. Einführung in die Verhaltensgenetik. Verlag Hans Huber, Bern 1999.

Rosner M., Hanneder M., Siegel N., Valli A., Fuchs C., Hengstschläger M.: The mTOR pathway and its role in human genetic diseases. Mutation Research – Reviews in Mutation Research, Juli 2008.

Sanberg P. R.: Neural stem cells for Parkinson's disease: to protect and repair. Proceedings of the National Academy of Sciences USA, Juli 2007.

Schumacher B. et al.: Age to survive: DNA damage and ageing. Trends in Genetics, Februar 2008.

Shawi M., Autexier C.: Telomerase, senescence and ageing. Mechanisms of Ageing and Development, Jänner 2008.

Siegel N., Rosner M., Hanneder M., Valli A., Hengstschläger M.: Stem cells in amniotic fluid as new tools to study human genetic diseases. Stem Cell Reviews, Dezember 2007.

Sinclair D., Guarente L.: Unlocking the secrets of longevity genes. Scientific American, März 2006.

Spalding K. et al.: Dynamics of fat cell turnover in humans. Nature, Mai 2008.

Warner H.: Time, damage, and aging: what really matters? Rejuvenation Research, September 2007.

Warner H. et al.: Science fact and the SENSE agenda. What can we reasonably expect from ageing research? EMBO reports, November 2005.

Wink M. (Hrsg.): Vererbung und Milieu. Heidelberger Jahrbücher, Springer Verlag, Berlin 2001.

Zietlow R., Lane E. L., Dunnett S. B., Rosser A. E.: Human stem cells for CNS repair. Cell Tissue Research, Jänner 2008.

Matters of Life and Death

Life is pretty mysterious, but much less so than it used to be. We have seen a revolution in my lifetime, and now we understand the chemistry of our cells in amazing detail. Not everything, but a lot. I was just 10 years old in 1953, when Watson and Crick discovered the structure of DNA, and I cannot remember when the full implications of its rich yet simple beauty first dawned on my consciousness. »DNA makes RNA makes protein«, runs the central dogma of molecular biology, but that hardly hints at the human condition or the music of Mozart. Yet we, and everything we know as life, depend on the chemistry of carbon, with its seemingly boundless possibilities. In fact, DNA now tells us that all life on earth had a common origin, and that we humans are related much more closely than we used to think not only to our cousins, aunts and uncles, not only to monkeys, but to cats and birds, sea urchins, jellyfish and even trees.

Not only is the basic chemistry of life an open book, but how the chemicals work together to make up the basic units of living things, the cells that make up our body. Everybody knows that all living things on earth come from eggs and sperm, or from spores or seeds, which are often single cells. Fertilized eggs turn into human beings over the course of childhood and adolescence, dividing and differentiating to give rise to bodies that contain something like ten to a hundred trillion cells. All of these cells (well, almost all) contain exactly the same DNA, exactly the same instructions, but each of them make slightly different use of the possibilities contained in those instructions. Hair cells are not the same as blood cells, except for their DNA. Tiny differences in the DNA are what give rise to the differences in appearance and personality between us, and even when you look at chimpanzees, they turn out to differ from us (as far as their DNA goes) by only 1 percent. And the DNA, like a language, can trace its origins back to the dawn of time. But languages evolve and obscure their origins so that after a while it becomes difficult for a native English speaker to understand, say, Chaucer or the Norse sagas and quite impossible to comprehend Chinese without years of intense study. So do plants and animals and their descendents gradually change down the generations as years pass to centuries, and centuries to millennia. It's a million years or so since we humans were isolated, reproductively speaking, from our great ape cousins. That's about 40,000 generations.

Adults grow from eggs in an analogous way. One cell gives rise to trillions of descendents, and during the process of reproduction, mistakes can happen, things can change. Herein lies the process of ageing. And this is probably one of the reasons why most multicellular organisms reproduce sexually instead of asexually, like aphids. In principle, albeit with rather low efficiency, it's possible to grow a new animal from a single cell taken from a mature body. This is the process of reproductive cloning, in turn related to the business of stem cells. The technology is in its infancy and we still have a long way to go, in my view, before people will be able to grow (say) a new pancreas in a test tube to replace one that doesn't work very well, or is diseased, let alone a whole new human being. We have no way to cheat death, which is a chemical certainty. But, and it's a big but, somehow the process of sexual reproduction keeps a selection of our DNA going from generation to generation. I like to think of humans as mushrooms, giant fruiting bodies. You can eat the mushrooms, but they just keep on coming. Humans may extinguish themselves through their own stupidity, but life in some form will continue until the sun burns up or out.

These are some of the important issues that my friend Markus Hengst-schläger discusses in this book. Read on for enjoyment and enlightenment.

Tim Hunt   August 2008